MÉMOIRE

SUR L'EMBOLIE.

MÉMOIRE

SUR L'EMBOLIE

PAR

LE PROFESSEUR RUDOLPHE VIRCHOW

TRADUIT DE L'ALLEMAND

Par le Docteur F. PÉTARD.

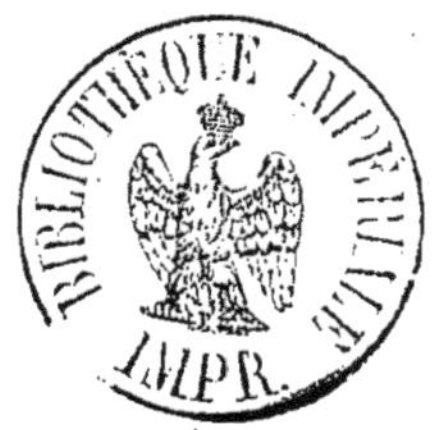

PARIS

TYPOGRAPHIE FÉLIX MALTESTE ET Cie,

Rue des Deux-Portes-Saint-Sauveur, 22.

1860

Extrait de **L'UNION MÉDICALE**, nouvelle série,
Années 1859 et 1860.

MÉMOIRE SUR L'EMBOLIE.

I

DE L'OBSTRUCTION DE L'ARTÈRE PULMONAIRE.

Ce n'est que tout récemment que l'attention a été appelée à plusieurs reprises sur le phénomène, aussi remarquable qu'important, de l'obstruction de l'artère pulmonaire par des concrétions sanguines; mais les opinions qui règnent sur l'histoire et la signification de ces obstructions présentent encore, par suite du petit nombre d'observations jusqu'à présent recueillies sur ce sujet, le désaccord le plus complet. Toutefois, il se peut que notre pauvreté en observations de ce genre ne dépende que de l'insuffisance de nos recherches; car, après une année entière d'observations attentives recueillies aux autopsies de l'hôpital de la Charité de Berlin, et consacrées à cet objet, je puis affirmer que l'oblitération de l'artère pulmonaire doit être rangée tout au moins parmi les états morbides les plus fréquents. Les communications suivantes, que je me réserve de donner en détail et de développer bientôt plus longuement, concernent surtout un mode de développement de ces obstructions dont on n'a pas tenu compte jusqu'ici, et que j'ai déjà discuté dans un discours public à la fête solennelle de l'Institut médico-chirurgical de Frédéric-Guillaume, le 2 août dernier.

Les opinions jusqu'à présent avancées sur les conditions dans lesquelles survient l'obstruction de l'artère pulmonaire peuvent se diviser en quatre groupes généraux : 1° A la suite d'une compression exercée en un point d'une branche de l'artère pulmonaire, il se forme une coagulation du sang analogue à celle bien connue que produit la ligature des artères; 2° l'introduction d'une substance délétère ou une irritation siégeant dans les tissus voisins et transmise par la contiguïté des parties amène l'inflammation d'une des branches de cette artère. Alors cette inflammation cause, ainsi qu'on l'admet pour les autres vaisseaux, la coagulation de la colonne sanguine qui se trouve dans l'intérieur de la branche artérielle; 3° le sang se coagule spontanément, sans obstacle mécanique et sans participation des parois vasculaires à la production de cet état; la condition de cette coagulation se trouve dans le sang lui-même ou dans un élément qui se mêle à lui; 4° l'obstruction est produite par une masse plus ou moins compacte qui est apportée par la circulation dans l'artère pulmonaire et qui s'y enfonce à la manière d'un coin. — Toutes ces conditions sont possibles, et, dans certains cas, on rencontre jusqu'à la fin une grande difficulté à faire ressortir bien évidemment l'existence de celle d'entre elles dont il s'agit. Avant tout, il me paraît nécessaire de distinguer, relativement aux rapports qui existent entre l'état du vaisseau et celui du parenchyme pulmonaire, une production *primitive et secondaire* des concrétions dans l'artère pulmonaire, en ce sens que : dans la première, l'obstruction de l'artère précède les modifications du parenchyme ou en est indépendante; et que, dans la seconde, la modification du parenchyme amène l'obstruction. L'oblitération de branches isolées de l'artère pulmonaire, établie d'une façon si convaincante par les injections de Schröder van der Kolk et de Guillot, l'obstruction de ces branches, souvent observée dans la pneumonie étendue, etc., sont des faits qui parlent d'une façon décisive en faveur de la coagulation secondaire d'une colonne sanguine, stagnante par suite d'un obstacle mécanique. Tant que, dans ces faits, l'inflammation des tuniques vasculaires n'aura pas été positivement démontrée, il sera toujours tout à fait arbitraire d'admettre qu'un état inflammatoire occupant le parenchyme pulmonaire s'est propagé aux tuniques du vaisseau et s'est terminé par l'oblitération de sa cavité. Paget range encore parmi les coagulations secondaires les cas dans lesquels une obstruction de la lumière de l'artère coïncide avec l'œdème des poumons et avec leur apoplexie; mais nous ne trouvons pas, dans l'œdème pulmonaire, de raison sur laquelle nous puissions, *à priori*, nous appuyer pour admettre, sans autre preuve, qu'il puisse causer une coagulation du sang artériel, et il y a autant de raisons pour considérer la simple simultanéité d'existence de ces deux états comme un rapport de corrélation, que pour la regarder comme un rapport de causalité. Pour l'apoplexie pulmonaire, Bochdalek a, dans le fait, renversé le rapport, puisqu'il fait dériver l'infarctus pulmonaire hémoptoïque de Laënnec, de l'inflammation d'une portion de l'artère pulmonaire, qui renferme ensuite des *caillots fibrineux* (Lymphpfrœpfe). Bochdaleck pense que cette inflammation part constamment des bronches petites et déliées et des ramuscules, très vraisemblablement même des capillaires, et se propage dans le sens rétrograde; qu'alors même qu'on ne trouverait pas de caillots fibrineux dans les ramuscules vasculaires plus déliés, ce fait ne prouverait en aucune façon qu'il n'y existe pas d'inflammation. Ce genre de déduction est très dogmatique, et il aurait été tout au moins désirable que Bochdaleck eût rapporté combien de fois, sur les 59 cas d'infarctus hémoptoïque qu'il a vus, l'inflammation n'a pas été démontrable. Quand un épanchement de sang se fait en un point du poumon et que le sang extravasé se coagule, on peut bien s'expliquer comment, par suite, une portion de vaisseau est obstruée et comment le sang qu'il renferme est amené à se coaguler; mais pourquoi une inflammation des capillaires doit-elle nécessairement rétrograder toujours et n'avancer jamais, et comment parvient-elle à produire une extravasation, *qui, en tout cas, est un fait incontestable*, mais que l'on conçoit d'autant moins ainsi que la production de *caillots fibrineux* dans les artères, comme acte simple de l'inflammation (premier effet de l'inflammation, Cruveilhier), n'est nullement constatée comme se présentant dans les faits cités. J'ai vu l'infarctus pulmonaire hémoptoïque uni d'une façon positive à l'oblitération des branches de l'artère pulmonaire, et dans des cas où on pouvait démontrer que l'oblitération n'était point causée par l'extravasation, mais s'était tout aussi bien produite sans elle. Aussi, je ne me hasarderai point à tirer des conclusions définitives.

Il faut ranger dans la même catégorie la production de concrétions dans l'artère pulmonaire à la suite des abcès lobulaires (métastatiques), production qui est considérée depuis Dance comme le résultat d'une phlébite capillaire, causée par l'excitation que produit le pus introduit dans la circulation. Les théories mécaniques ont assurément peu réussi dans cette question. Il est assez évident que ce ne sont pas les globules du pus qui ont pu obstruer par leur volume les capillaires du poumon, puisqu'on s'est convaincu que les globules blancs du sang

(Lymphkörperchen) ne diffèrent pas des globules du pus (1). Hasse essaya de se tirer d'embarras en admettant que le pus qui arrive dans la masse sanguine s'y accumule, s'entoure toujours de nouvelles couches de coagulum et oblitère la lumière de vaisseaux isolés; mais il ne fit pas attention que cette explication ne convient pas aux cas où les abcès franchissent et épargnent des organes isolés, qui étaient cependant situés sur le trajet du pus. Mais tout ceci ne prouve rien en faveur de la théorie qui admet l'inflammation et exige bien plutôt de nouvelles recherches.

En outre, Paget et Bouchut distinguent de ces états la coagulation primitive et spontanée du sang dans l'artère pulmonaire. Ce dernier ne se prononce pas sur les conditions de son développement, tandis que Paget en cherche la cause dans un état morbide dans lequel l'adhésion entre le sang et la paroi vasculaire est augmentée. Cet état serait produit, entr'autres circonstances, par la présence de l'urée dans le sang.

En face de ces opinions toujours hypothétiques, je crois pouvoir placer la conclusion suivante, déduite des faits :

La présence primitive dans l'artère pulmonaire de coagulums (caillots fibrineux) anciens, formés longtemps avant la mort, est toujours, quand l'obstruction de l'artère précède d'une façon évidente les modifications accidentelles du parenchyme ou en est indépendante, secondaire par rapport au lieu de la coagulation. Ces caillots se développent en un point du système vasculaire occupant, par rapport à la circulation, une position antérieure aux poumons, c'est-à-dire dans les veines ou dans le cœur droit, et ils sont apportés par le courant sanguin dans l'artère pulmonaire. Je considère comme probants les faits qui suivent :

I. — Toutes les fois que j'ai trouvé des caillots dans l'artère pulmonaire, j'ai toujours réussi à démontrer la présence de coagulums sur le trajet du courant veineux (dans lequel, bien entendu, n'est pas compris ici le système de la veine porte, mais bien le cœur droit), et je considère la présence des premiers caillots comme un signe évident de l'existence de coagulations sanguines plus anciennes en quelque point du système veineux. Les coagulations dites spontanées coïncident plus souvent avec l'obstruction de l'artère pulmonaire que celles dites phlébitiques. Il est évident qu'on pouvait d'autant moins attirer l'attention sur cette relation

(1) Puisqu'on a entrepris, en certains endroits, d'arriver à la démonstration de la pyémie à l'aide de l'examen microscopique du sang, il me paraît nécessaire d'appeler de nouveau l'attention sur un fait que j'avais déjà mentionné, dans un mémoire précédent (*Sur le sang blanc*), à savoir, que l'identité morphologique des globules de la lymphe et du pus ne permet jamais de se prononcer après l'emploi seul de l'instrument grossissant. Henle (*Zeitschrift für rat. med.*, 1844, s. 213) a déjà suffisamment fait ressortir cette circonstance. Toutes les formes qui caractérisent les divers degrés de développement des globules du pus, se rencontrent aussi dans le sang, tantôt avec fréquence, tantôt plus rarement. La nature hétérogène du milieu où se font les recherches ou du liquide natif est cause, en outre, de différences dans la quantité et dans l'aspect extérieur, qui peuvent être détruites par une dilution ou une concentration relative du liquide. En négligeant ces mesures de précautions on arrive à déclarer avec Lehmann et Messer Schmidt que les globules de la lymphe sont, en règle générale, plus petits que les globules du pus, et avec Lebert, qu'ils n'ont pas de noyau. C'est de cette façon que se produisent les énormes contradictions que présentent les résultats. C'est ainsi que Gulliver (*On the frequent presence and effects of pus in the blood in diseases. The veterinarian* for 1839, p. 42), qui donna les globules de chyle du sang pour être au moins deux fois plus petits que les globules du pus, en vint à rencontrer ces derniers dans les maladies les plus hétérogènes, dans celles surtout qu'accompagne la fièvre hectique, et se crut autorisé par suite à faire dépendre leur présence de l'absorption du pus. Lebert, au contraire (*Physiol. pathol.*, 1845, t. I, p. 44-313), qui veut différencier les globules blancs du sang des globules du pus par l'absence de noyau et par l'aspect de la surface, qui rappelle celui d'une framboise, ne put retrouver les globules de pus dans le sang, même après y avoir fait une injection de pus, et se crut, d'après cela, autorisé à admettre que ces globules se dissolvaient rapidement dans la masse sanguine.

qu'on avait moins attaché d'importance à ces obstructions. Sur 76 autopsies que j'ai faites en août dernier à l'hôpital de la Charité de Berlin, j'ai rencontré 18 fois des caillots dans les veines et 11 fois dans l'artère pulmonaire, c'est-à-dire 6 caillots pulmonaires sur 10 caillots veineux. Ils se sont présentés de la façon suivante :

Veine	cave inférieure.	1	Art. pulm.	0
—	iliaque.	1	—	1
—	hypogastrique.	1	—	0
—	crurale.	5	—	4
—	fémorale profonde.	3	—	3
—	tibiale postérieure.	1	—	0
Sinus	longitudinal supérieur . .	3	—	2
—	transverse.	3	—	1

Il ne m'est arrivé qu'une seule fois de ne pouvoir démontrer la présence d'un coagulum veineux correspondant. C'était dans un cas où le rein droit présentait le déplacement congénital dans lequel il occupe l'excavation supérieure du bassin et était assez mobile. Rayer (*Traité des maladies des reins*, III, p. 791) cite un cas de Girard, où un rein mobile amena l'œdème des extrémités inférieures et où la veine cave inférieure présenta à l'autopsie une impression profonde ; au-dessus de cette impression, une dilatation ; et, au-dessous, jusqu'à deux ou trois pouces du pli de l'aine, une sorte de tissu aréolaire ou caverneux (formation de caillot ancienne). Il me semble qu'un lien naturel rattache ces deux cas l'un à l'autre.

II. — Les caillots qui existent dans l'artère pulmonaire remplissent, quand ils sont récents, toute la lumière du vaisseau qu'ils occupent, sans adhérer aux parois et sans que ces parois présentent de modification dans leur structure ; quand ils sont anciens, ils adhèrent à *une* seule paroi du vaisseau qui, au-dessous d'eux, ne présente pas d'autres modifications que celles qui surviennent à la suite de la rétraction d'un caillot obturateur et à la suite de la formation d'un thrombus.

III. — Les caillots, en majorité très grande, ne débutent pas par les capillaires, mais ils pénètrent bien plutôt par l'artère pulmonaire, s'enfonçant seulement jusqu'à une certaine distance. Ordinairement ils s'arrêtent au point où une grosse branche se divise, ou bien *ils sont à cheval* sur la bifurcation. C'est leur volume seul qui détermine le siége de leur enclavement, et ce siége peut aussi bien occuper le tronc principal qu'une branche périphérique. Mais il occupe ordinairement, ainsi que Paget l'avait déjà avancé, les vaisseaux de second et de troisième ordre. Au-dessus et au-dessous d'eux on ne trouve dans les premiers temps que des coagulums sanguins récents, qui plus tard subissent aussi des modifications.

IV. — L'âge et le degré des métamorphoses de ces caillots offrent généralement des rapports identiques avec l'état sous lequel se présentent les caillots veineux. Mais il faut ne pas oublier, en procédant à l'examen, que de nouveaux coagulums peuvent s'ajouter aux anciens dans les veines aussi bien que dans l'artère pulmonaire.

V. Lorsque le sang renfermé dans une veine se coagule, ordinairement la coagulation ne s'étend pas seulement jusqu'au plus proche des vaisseaux qui se trouve compris dans le cercle circulatoire, mais elle descend jusqu'à l'embouchure de la veine et remonte dans le vaisseau libre à une distance plus ou moins considérable. Cette loi, qui est de la plus haute importance, n'a été jusqu'ici, à ma connaissance, ni prise en considération, ni constatée. Elle s'explique par ce fait que, en raison du manque de contractilité dans les veines, le reste du sang qui circule, ne conservant pas sa rapidité précédente, ne peut remplir complètement la lumière du vaisseau, et que, par suite, il existe dans une certaine étendue une couche de sang douée d'un mouvement moindre, peut-être même stagnante. Cette condition est surtout très développée quand la coagulation a lieu dans un grosse branche qui, en outre, vient déboucher juste au-dessus d'une valvule, ou quand un gros tronc est formé par la réunion de deux branches de volume égal dont l'une est oblitérée. Ainsi, par exemple, si la veine iliaque droite est obstruée, il existe sur la paroi droite de la veine cave inférieure, ordinairement jusqu'à la veine rénale, un caillot fibrineux qui est attenant à la masse qui remplit l'iliaque, et à côté duquel coule le sang provenant de la veine iliaque gauche. *Cette partie du caillot a toujours, en raison de son humidité plus grande, une grande tendance à se ramollir.* Au bout d'un certain temps, le sang qui coule auprès d'elle sera encore susceptible de l'ébranler et d'en détacher des blocs. Il est maintenant aussi bien établi par de nombreuses expériences que facile à constater sur le cadavre, que ceux des caillots sanguins qui sont libres et ont l'extrémité dirigée vers l'ouverture du vaisseau présentent une pointe régulièrement arrondie ou ovale, ayant plus ou moins la forme d'un coin, mais toujours polie. Plus bas que le point que nous venons de mentionner, on trouve ces extrémités irrégulières, inégales, déchiquetées en forme d'escalier, et, comparativement aux caillots plus récents qui se trouvent au même point, raccourcies. Ne doit-on pas admettre qu'il se produit ici un lavage et un émiettement analogues à ceux que nous voyons journellement survenir sur les bords des cours d'eau ? Mais j'ai eu le bonheur d'observer des cas dans lesquels les blocs déchiquetés, s'ajustant à la manière de mitres sur l'extrémité du caillot, se rencontraient encore à une distance plus ou moins considérable ; et il était facile, à l'aide de leur surface concave en haut, convexe en bas, et ayant la forme d'un escalier renversé, d'apporter la preuve directe de leur ablation d'un point déterminé. Les cas de ce genre sont sans doute très rares, car il n'est pas toujours nécessaire que cette crête soit déchiquetée dans sa totalité, mais quelquefois on les rencontre cependant, même dans l'artère pulmonaire. Là, toutefois, les conditions deviennent plus compliquées. Mais je crois en avoir déjà assez dit pour jeter de l'intérêt sur ce qui concerne les considérations simples, mécaniques. Je discuterai plus tard les objections qui pourraient être faites, le détail des phénomènes, ainsi que l'influence exercée par ces obstructions sur les poumons et sur tout l'organisme.

II

RECHERCHES ULTÉRIEURES SUR L'OBSTRUCTION DE L'ARTÈRE PULMONAIRE ET SUR SES SUITES.

Le travail suivant est le développement et la démonstration plus complète de la publication préliminaire que j'avais fait paraître au commencement de cette année, dans les *Froriep's N. Notizen*, n° 794. Ce que je n'avais pu présenter alors, pour ainsi dire que comme une opinion, comme le résultat d'un calcul anatomo-pathologique dont l'exactitude offrait les plus grandes chances, j'ai pu le vérifier complétement à l'aide de l'expérimentation et l'élever au rang des faits. Lorsque j'ai rapproché mes expériences des observations anatomiques que j'avais faites sur l'homme, j'ai eu, outre le plaisir de constater leur concordance, celui de voir jusqu'à quel point l'étude attentive et exempte de préjugés, de l'anatomie, suffit à elle seule, même pour la constatation des relations de temps et d'étiologie de choses qui ne se présentent à nous que sous certaines conditions d'espace. Et, dans le fait, il serait triste que les recherches anatomiques dussent être entièrement réduites à la matière morte, à la constatation d'états terminés, de produits isolés et définis; et qu'elles arrivassent, pour tout résultat, à la description et à la classification de certains objets physiques. Cependant, l'expérimentation pathologique reste toujours le contrôle infaillible des conclusions anatomo-pathologiques, et elle a été rarement mise en usage sans nous faire découvrir des sources de savoir à la fois importantes et neuves. Qu'il me soit permis de rappeler les belles paroles de Haller : « Des expériences réitérées donnent un nouveau degré de force à ce que ces grands hommes nous ont appris; et je pouvais espérer de découvrir quelques vérités qui leur seraient échappées, espérance fondée sur une bonté que je connais à la nature. On ne la consulte jamais en vain, et elle récompense toujours les travaux de ceux qui l'étudient. »

Dans les pages qui vont suivre, je m'occuperai d'abord du mécanisme de l'oblitération de l'artère pulmonaire, puis je passerai à l'histoire des corps oblitérants, des vaisseaux obstrués et du tissu environnant; enfin, je discuterai certaines modifications anatomiques des poumons que l'on a données comme étant en relation avec ces états morbides.

I. — Mécanisme de l'obstruction.

Dans mon article précédent, j'ai divisé les oblitérations de l'artère pulmonaire dues à des caillots sanguins dont la nature anatomique démontre l'existence déjà ancienne, en primitives et en secondaires, l'obstruction précédant les modifications du parenchyme dans le premier cas, et, dans le second, leur étant consécutive. J'ai défini la genèse des premières de la façon suivante : « La présence primitive de coagulums (caillots fibrineux) anciens, développés longtemps avant la mort dans l'artère pulmonaire, quand l'obstruction de l'artère précède les modifications accidentelles du parenchyme ou en est indépendante est, eu égard au siége de la coagulation, toujours secondaire. Ces caillots se développent en un point du système vasculaire situé, sur le chemin de la circulation, en avant des poumons, c'est-à-dire dans les veines ou dans le cœur droit, et ils sont apportés dans l'artère pulmonaire par le courant sanguin. »

Les faits anatomo-pathologiques qui s'étaient présentés à mon observation m'obligeaient à admettre cette opinion, bien que je dusse tenir compte de deux circonstances qui, pendant longtemps, éveillèrent dans mon esprit des doutes sur sa justesse. Je me demandais si le courant sanguin était réellement capable d'entraîner avec lui des corps d'un volume considérable et d'un poids spécifique qui dépassait celui du sang lui-même, et de les transporter à travers le cœur droit jusque dans l'artère pulmonaire. En outre, il me paraissait plus que douteux que le passage de ces corps à travers le cœur pût s'effectuer sans produire des phénomènes dont la violence aurait dû, depuis longtemps, éveiller l'attention de ceux qui observent au lit du malade. Les expérimentations ont complétement écarté ces doutes. On fut alors obligé de recourir à cette objection usée que le corps des animaux présentait, dans ses organes circulatoires, d'autres phénomènes que celui de l'homme.

Comme mes démonstrations devaient être faites en vue de caillots sanguins d'une grande richesse en fibrine, je fis d'abord choix pour mes expériences, de caillots de sang et de fibrine. Pour cela, je pris des fragments de caillots sanguins extraits de cadavres humains et riches en fibrine; des portions de la couenne qui se forme sur le sang de la saignée, chez des hommes et des chevaux; de la fibrine extraite par le battage de sang d'hommes et de chiens récemment versé; enfin, des caillots de sang anciens et solides extraits des veines d'hommes qui, pendant la vie, avaient présenté les phénomènes de l'oblitération spontanée et de la prétendue phlébite. On se servit, pour les expérimentations, de chiens de grosseurs et d'âges variables (1). Après les avoir couchés sur le dos et solidement attachés, on leur dénuda la veine jugulaire externe gauche dans une étendue de 1 pouce à 1 pouce 1/2; on isola le vaisseau des tissus qui l'environnaient en trois points ou encore dans toute la portion qui avait été dénudée, et on passa au-dessous de lui: en haut et en bas, un fil à ligature; à la partie médiane, une sonde creuse. Les fils à ligature servent à attirer le vaisseau en haut et en bas pendant l'opération, pour qu'il ne se produise pas d'hémorrhagie, et à faire simultanément une double ligature, après l'achèvement de cette opération. Le vaisseau fut alors légèrement soulevé sur la sonde creuse, saisi avec des pinces et incisé à moitié avec des ciseaux. On fit pénétrer le corps à introduire dans l'extrémité inférieure, on le fit un peu descendre, et l'espace qu'il laissait derrière lui fut rempli avec le sang fourni par l'extrémité supérieure, pour éviter que l'air ne pénétrât en même temps. Puis, à l'aide d'une sonde boutonnée ou d'une tige de verre, on fit descendre et glisser le corps étranger au moins jusqu'à la veine sous-clavière. Nous trouvâmes qu'il était plus favorable d'inciser la peau et le tissu cellulaire sous-cutané dans une grande étendue et de faire l'ouverture de la veine à la partie la plus supérieure de l'incision, le caillot que l'on doit introduire rencontrant, sans cela, à l'angle inférieur de l'incision, où le vaisseau se replie sur lui-même, un obstacle qui se produit très facilement.

Le corps étranger fut ainsi porté directement dans le courant sanguin de la veine sous-clavière, et devait, d'après la théorie, se retrouver dans le cœur droit ou dans l'artère pulmonaire. Ils se retrouva toujours dans cette dernière, et pas un ne demeura arrêté dans le cœur droit. Puisque j'avais vu des caillots mesurant 1/2 pouce de longueur et même davantage, et jusqu'à 1/4 de pouce d'épaisseur parcourir ce trajet, et que les caillots extraits de veines humaines obturées avaient particulièrement un grand poids spécifique, on pouvait s'attendre à ce que d'autres corps suivissent cette route avec la même facilité. Je fis donc des expériences avec de la chair musculaire fraîche, avec des fragments de moelle de sureau, et, dans un grand nombre de cas consécutifs, avec des morceaux de caoutchouc; les expérimentations ultérieurement citées démontreront que les résultats furent complétement favorables. Les corps qui furent introduits avaient une forme généralement cylindrique et allongée, souvent cunéiforme, quelquefois très anguleuse et raboteuse; toutes ces formes ne nuisirent en rien à leur passage à travers le cœur droit. *D'après cela, le courant sanguin veineux est donc en état d'entraîner avec lui des corps d'un poids spécifique plus considérable que celui du sang veineux et de les conduire, à travers le cœur droit, jusque dans l'artère pulmonaire.*

J'avais antérieurement à répondre à cette question, si le passage de ces corps à travers le cœur n'a pas dû amener la manifestation de phénomènes d'une violence remarquable. Puisqu'on a indiqué surtout le contact mécanique du pus introduit dans la masse sanguine comme cause des frissons qui ont lieu dans l'infection purulente (après la prétendue phlébite), et que même certains praticiens ont été jusqu'à considérer le frisson comme le symptôme annonçant l'arrivée de la première goutte de pus dans le cœur, on aurait pu s'attendre à ce qu'un frisson d'une violence inouïe dût suivre l'action de corps si considérables. Il ne se manifesta absolument rien. Je n'ai jamais observé chez les chiens, dans le système circulatoire desquels j'avais fait pénétrer des corps obturateurs, aucun phénomène qui ait pu s'expliquer par une modifica-

(1) Je donne ici dans tous ses détails le manuel opératoire que j'ai suivi pour éviter de tomber plus tard dans des répétitions, pour faciliter le contrôle aux observateurs qui viendront après moi, et en même temps pour leur tracer le mode de recherche qui m'a semblé le plus commode.

tion du cours du sang causée par l'excitation du cœur; en général, je n'ai vu chez eux aucun phénomène extraordinaire qui fût digne d'attention, si ce n'est une certaine inquiétude et des cris plus violents, qui me parurent se produire quand des corps obturateurs d'une grande circonférence, qui distendaient fortement la paroi du vaisseau, traversaient l'endroit où le nerf recurrent se replie pour revenir sur ses pas. J'arrivai deux fois avec la sonde qui poussait le corps obturateur devant elle jusque dans le cœur lui-même, de façon à pouvoir percevoir nettement la contraction de cet organe autour de la sonde, mais je ne remarquai point que sa présence amenât la manifestation d'une série de phénomènes extraordinaires. *Le contact mécanique de corps même considérables avec l'endocarde ne cause donc, tout au moins quand ce contact ne s'exerce qu'avec une faible intensité, aucun phénomène d'une importance majeure, pas même de frissons.* Le succès du conseil donné par Bichat, de réveiller, chez les asphyxiés, l'activité du cœur à l'aide d'une sonde portée par les veines du cou jusque dans cet organe serait donc, jusqu'à un certain point, douteux; tout au moins faudrait-il alors exercer une action assez vive.

Ces questions préliminaires terminées, nous allons nous occuper de la démonstration de la loi que nous avons établie en débutant. Si le courant sanguin est capable de transporter avec lui des corps considérables, il nous reste toujours à démontrer qu'une série de phénomènes telle que celle que nous avons décrite se rencontre réellement dans l'organisme humain. Les preuves que j'ai à citer à l'appui se trouvent déjà exposées dans mon précédent mémoire, et il ne me reste plus qu'à les motiver avec plus de détails.

La production très fréquente de coagulations sanguines dans le système veineux est un fait assez connu. Que cette coagulation arrive à la suite de l'inflammation, ou qu'elle soit, comme on dit, spontanée; ou bien encore qu'elle soit précédée d'une phlébite primitive ou secondaire (Rokitansky), ceci m'est indifférent pour le cas présent; je n'ai à m'occuper ici que de la coagulation. J'ai mis en évidence, au sujet de cette coagulation, une circonstance omise par les observateurs qui m'ont précédé, mais qui rend vraisemblable la possibilité de l'arrachement du coagulum. *Lorsque le sang se coagule dans une branche quelconque du système veineux, le caillot n'arrive pas seulement jusqu'à l'embouchure de cette branche dans un tronc plus considérable, mais il s'étend ordinairement au delà de cette embouchure, dans la lumière du tronc que le courant sanguin n'a pas cessé de parcourir, et de telle façon que le prolongement du caillot repose, dans le sens du courant vers le cœur, sur la partie de la paroi vasculaire, dans laquelle vient s'ouvrir l'embouchure du vaisseau obturé.* De même si la coagulation a lieu dans un tronc plus considérable, elle se prolonge ordinairement au delà des points où viennent s'aboucher les branches que continue de parcourir le courant sanguin. J'ai pu, à l'aide de la grande quantité d'observations qui sont à ma disposition, établir cette loi de la façon la plus certaine, bien que les phénomènes que l'on observe après la ligature des veines semblent la contredire.

Dans la *ligature des veines*, la portion du vaisseau située entre la ligature et le cœur se vide complétement, et en même temps s'affaisse. Haller (deux mémoires sur le mouvement du sang, etc., Lausanne, 1756, p. 75) trouva cette loi en répétant les expériences d'Harvey et de Walleus pour vérifier la théorie de la circulation. La veine cave inférieure ou la supérieure, ou les deux à la fois, furent liées au voisinage du cœur. Dans tous les cas, on trouva une accumulation de sang entre la ligature et les extrémités, et la portion supérieure, vide. Quelquefois on observa d'une façon positive chez les grenouilles la régurgitation du sang de l'oreillette droite jusqu'à la ligature. Après la ligature de la veine cave dans l'abdomen, la rénale et l'hépatique remplissaient les parties supérieures, qui cependant se vidaient un peu chez les grenouilles. Les choses se passent de même après la ligature des veines pulmonaires, de la jugulaire et de la brachiale (sur les chiens), de la crurale (sur les chiens et sur de gros rats). Ces données sont en général acceptées maintenant comme loi. Renaud et Bouley (*Recueil de Méd. vétérin. prat.*, 1839, p. 478, 586) ont donné une bonne description de ces phénomènes : « Ordinairement, disent-ils, la partie inférieure de la jugulaire, qui ne peut plus servir à la circulation, s'oblitère jusqu'à son abouchement dans le golfe commun aux deux veines jugulaires, et cette oblitération a lieu par l'épaississement de la tunique externe du vaisseau, lequel entraîne à sa suite le plissement dans le sens longitudinal de la tunique interne, la formation de duplicatures dans cette tunique, et l'adhésion des plis qui se trouvent en contact. L'incision transversale d'une veine jugulaire ainsi oblitérée ressemble à une plaie transversale de sabre béante. » Cependant il m'a paru résulter de la description d'un cas d'infection purulente, à la suite d'une saignée pratiquée à la clinique d'Alfort, qu'un caillot pouvait se former jusqu'à la valvule la plus proche, et, en réalité, j'ai trouvé d'une façon assez constante, chez les chiens, un caillot sanguin s'étendant jusqu'à la valvule la plus proche, caillot facile, à dire vrai, à laisser échapper en raison de sa petitesse, et qui remplissait l'extrémité de la veine plissée en forme de pompadour ou resserrée sur elle-même, et qui, dans les conditions les plus favorables, passait par les métamorphoses habituelles du thrombus.

Mais ce petit caillot ne pouvait pas être considéré comme l'analogue des coagulations sanguines s'étendant dans le vaisseau libre, qui ont été observées chez l'homme. Car, si l'on compare la manière de se comporter des veines après la ligature et après l'obstruction par un caillot, on s'assure facilement qu'elle n'est pas la même. Tandis que la veine, qui n'est que liée, se vide peu à peu, puisque ses parois, relâchées, s'affaissent et se plissent, ces parois, quand il y a coagulation du sang, sont maintenues tendues par le caillot; et le sang qui se trouve dans les parties situées près du cœur et qui n'est plus soumis à aucune pression *à tergo*, doit par suite rester stagnant; s'il continuait à couler, un vide absolu devrait alors se produire. Comme il est alors stagnant, il se coagule. Si l'on reproduit cette condition *en faisant pénétrer dans l'extrémité de la veine un corps solide et en faisant la ligature sur lui, les parois ne s'affaissent point; le sang qui stagne se coagule dans toute la portion soustraite à la circulation, et cette coagulation s'étend plus loin encore.* Dans mes expériences, les corps que je préférais introduire dans la portion inférieure de la jugulaire étaient les morceaux de caoutchouc, les coagulations du sang dans le vaisseau se produisant alors d'une façon aussi parfaite que dans l'obturation spontanée. Quelquefois la coagulation ne s'étendait que jusqu'à la sous-clavière; mais, dans le plus grand nombre des cas, elle s'étendait par la veine innominée jusqu'à la veine cave supérieure. Toutefois, dans ces derniers vaisseaux, le coagulum n'occupait pas la totalité de la lumière, le sang pouvait encore couler à côté de lui, et le courant sanguin qui revenait des extrémités supérieures arrivait librement au cœur.

Mais, comment s'expliquer que la coagulation ne se termine pas au point de jonction de deux vaisseaux veineux? Deux circonstances surtout me paraissent ici devoir être prises en considération. Et d'abord nous rappellerons les observations de Schröder van der Kolk et de John Davy, d'après lesquelles des caillots de fibrine, ajoutés et mêlés à du sang qui vient d'être répandu, hâtent la coagulation de ce dernier. Cette condition se présente souvent dans les anévrysmes dans lesquels se forment, au-dessous des caillots qui les remplissent, dans les vaisseaux, des coagulations qui descendent souvent dans la direction du courant sanguin à une distance de 1 pouce. Cependant, il ne faut pas attacher trop d'importance à la présence d'un caillot de fibrine. En tout cas, il est probable que la fibrine coagulée exerce une certaine puissance d'attraction sur la fibrine non coagulée qui circule dans la masse sanguine, la présence de corps solides qui font saillie dans l'intérieur du vaisseau suffisant déjà à produire autour de ces corps la séparation et le dépôt d'une certaine quantité de fibrine. J'ai observé, dans un cas où des saillies calcaires de forme pointue s'avançaient, dans l'extrémité inférieure de l'aorte abdominale, de la paroi vers l'intérieur du vaisseau, une coagulation sanguine partant de ces saillies, et, si étendue, que l'ouverture de l'artère iliaque en était obstruée, et que le sphacèle des extrémités inférieures en fut la conséquence. On a pu voir très fréquemment ces prolongements de la coagulation dans l'obturation veineuse. Alors, dans un tronc qui continuait d'être traversé par le courant circulatoire et qui est ordinairement rempli à l'autopsie par des caillots récents, élastiques, mous, d'un rouge sombre, on trouve en un point quelconque des caillots anciens, incolores, friables et adhérents, qui correspondent à l'embouchure d'une branche latérale, et qu'on peut poursuivre dans le caillot obturateur de cette branche. Ces anciens caillots reposent sur la paroi du vaisseau dans laquelle s'ouvre la branche latérale et remontent, dans une étendue variable, dans le sens du courant sanguin, c'est-à-dire, dans le cas présent, vers le cœur. Ils sont faciles à distinguer des coagulations récentes qu'on peut ordinairement séparer d'eux ou enlever sans autre soin. Dans l'obturation des veines rénales qui se rencontre si fréquemment dans la maladie de Bright, on trouve assez souvent des caillots anciens de 1 pouce 1/2 à 2 pouces de longueur, qui remontent le long d'une des parois latérales de la veine cave inférieure. L'obstruction de la veine fémorale profonde, qui est si souvent oblitérée chez les phthisiques, cause à peu près régulièrement une coagulation du sang sur la paroi postérieure de la crurale, jusqu'au voisinage du ligament de Poupart, ou même jusqu'à une hauteur plus considérable. J'ai vu cette coagulation se présenter de la façon la plus frappante chez une femme qui souffrait depuis longtemps de varices de la cuisse, et chez qui ces varices s'étaient, comme on dit ordinairement, enflammées, et avaient passé à l'état de suppuration. A l'autopsie, on trouva les branches musculaires qui partent des veines de la cuisse, variqueuses en grande majorité, et remplies de caillots dissous ou en train de se dissoudre. De tous ces vaisseaux dilatés partaient des caillots cylindriques, longs de 1/2 pouce à 1 pouce, dirigés vers le cœur, et qui faisaient saillie dans les gros troncs veineux, demeurés libres.

Mais la formation de ces caillots qui continuent le caillot principal s'explique encore par une autre circonstance. Quand le sang se coagule dans un gros tronc vasculaire, par exemple, dans une veine iliaque commune; quand toute une extrémité devient ainsi, tout au moins pour quelque temps, presqu'entièrement inaccessible à la circulation, le sang n'est alors déversé dans la partie inférieure de la veine cave que par une seule veine iliaque. Ce sang, qui ne devait auparavant occuper que la moitié du vaisseau, doit maintenant le remplir en totalité. Mais, comme la pression sous laquelle il s'écoule n'est pas essentiellement modifiée, sa rapidité diminuera en raison directe de la largeur de la veine cave, et il se formera, surtout dans la partie du vaisseau qui est la plus proche de l'iliaque oblitérée, une couche sanguine à peu près stagnante. Cette condition, qui dans toutes les circonstances peut causer des coagulations du sang, est, dans le fait, si fortement exprimée dans ces cas, que dans leur très grande majorité on rencontre sur la paroi vasculaire qui correspond à la veine iliaque oblitérée, un caillot sanguin qui forme prolongement et s'étend jusqu'à l'embouchure des veines rénales. De même, les oblitérations des sinus transverses se continuent en dehors de la cavité crânienne, dans la veine jugulaire, jusqu'à la région où viennent s'aboucher les veines pharyngiennes et linguales. Enfin, les veines du système de la veine porte sont aussi soumises à cette loi.

Ce qui fait voir que, en réalité, la présence du caillot oblitérant n'est pas la seule condition de la formation des caillots qui les prolongent, c'est que, aux endroits ou de petits vaisseaux s'abouchent dans d'autres qui sont très larges, ces derniers caillots ne se forment que rarement. L'oblitération de la veine spermatique interne du côté droit se termine ordinairement un peu avant son abouchement dans la veine cave. Inversement, l'influence des caillots oblitérants sur ceux qui les prolongent se voit à ceci : que, dans les oblitérations de la veine iliaque commune, et surtout de la veine rénale, l'absence des caillots qui forment prolongement ne se présente pas avec la même fréquence du côté gauche que du côté droit, la convergence des veines, à leur embouchure, étant, dans le premier cas, favorisée par la position de l'aorte.

Le sort ultérieur que subissent ces caillots qui forment prolongement est à présent, pour le sujet qui m'occupe, une circonstance de la plus haute importance. Dans les cas les plus favorables, ils se rétractent peu à peu sur eux-mêmes, et passent par les métamorphoses bien connues du thrombus. C'est là ce qu'en pathologie on appelle ordinairement phlébite adhésive. En général, cette transformation rétrograde doit être considérée comme une exception des plus rares, et si j'ai pu voir souvent dans les veines du membre inférieur, du bassin et des reins, dans les sinus cérébraux, etc., des caillots oblitérants suivre la marche rétrograde, jamais je n'ai rencontré un exemple évident de caillot formant saillie dans la veine cave inférieure, qui subît cette métamorphose. Ceci me paraît être une loi générale pour le développement des exsudats fibrineux et des produits extravasés, à savoir, qu'en dehors de l'état général des forces de l'organisme et de l'état des parties environnantes, la condition la plus essentielle, pour la détermination de la forme de leur métamorphose ultérieure, est leur degré d'humidité. La fibrine chaude et humide se ramollit rapidement, même en dehors du corps; cependant, le ramollissement paraît se produire beaucoup plus rapidement à l'intérieur du corps, même dans la fibrine coagulée des exsudats et des produits extravasés. La raison de ce fait me paraît consister en ceci : *tandis que le caillot oblitérant subit les métamorphoses rétrogrades du thrombus, et se transforme en tissu conjonctif, on voit assez souvent le caillot qui forme prolongement se ramollir et se désagréger. Mais, dans l'état qu'on a appelé phlébite suppurative, le ramollissement est général et souvent même se développe plus tardivement dans le caillot qui forme prolongement que dans le caillot oblitérant.* A mesure que le ramollissement se produit, le caillot, qui est d'un rouge sombre au début, change de coloration; il devient tacheté, les parties colorées en rouge sombre alternant avec des points et des lignes d'un rouge clair ou d'un blanc rougeâtre; puis ces parties disparaissent de plus en plus, et le caillot tout entier revêt un aspect plus régulier, rosé, d'un blanc rougeâtre analogue à celui de la substance cérébrale. En même temps la fibrine, qui forme la charpente du caillot, perd sa cohésion; le caillot n'a plus son élasticité, il devient cassant, friable; il se forme dans son intérieur et entre chacune des couches de fibrine dont est composé le cylindre qu'il représente, des lacunes remplies par une masse filamenteuse, rougeâtre, qui devient plus tard d'un blanc uniforme et qui ressemble à du pus. Ces modifications sont produites par la séparation des globules du sang, par la réduction de la fibrine en une masse fine, moléculaire, par le passage à l'état libre et la métamorphose rétrograde des globules blancs du sang qui étaient retenus auparavant, et par la formation finale et réelle du pus.

Arrivé à cet état, le caillot qui forme prolongement sera continuellement soumis à l'impulsion du courant sanguin qui passe à côté de lui. *Le résultat de cette impulsion est l'ébranlement successif et l'ablation, fragment par fragment, du caillot, dont des portions d'un volume tantôt plus, tantôt moins considérable, sont entraînées par le courant sanguin.* Il y a surtout un fait qui démontre de la façon la plus nette cette proposition. On a assez souvent l'occasion d'observer des cas dans lesquels un caillot oblitérant se prolonge dans la veine crurale, au-dessus des embouchures des veines fémorale profonde et saphène, jusqu'à l'hypogastrique, mais sans que la fémorale profonde et la saphène soient oblitérées en même temps. Le courant sanguin provenant de ces vaisseaux, qui arrive dans la crurale sous un angle assez notable, est obligé de passer dans l'espace qui reste libre entre la paroi vasculaire et le caillot formant prolongement, qui remplit en grande partie la lumière du vaisseau. Mais comme ce courant n'arrive pas en droite ligne dans cet espace, mais qu'il tombe sous un angle déterminé sur la paroi qui fait face à l'embouchure de la branche latérale d'où il provient, il est réfléchi par cette paroi sous le même angle ou sous un angle tout à fait analogue. D'après les lois physiques, ce phénomène doit se reproduire plus ou moins souvent, jusqu'à ce que le courant soit arrivé dans le lit complétement libre que lui offre l'iliaque commune. Le résultat visible de cette action est la formation d'une gouttière profonde, d'une sorte de demi-canal qui contourne le pourtour du caillot formant prolongement sous la forme d'une grande spirale, et lui donne un aspect tout à fait particulier. A l'autopsie, on trouve cette gouttière remplie ordinairement de sang récemment coagulé, qui cependant est facile à enlever; alors on aperçoit immédiatement un cylindre d'un rose clair ou blanchâtre, entouré par une spirale d'un rouge sombre. Quand ce caillot subit plus tard les métamorphoses du thrombus, il en résulte la transformation du vaisseau en une sorte de spirale, dont l'axe est représenté par le caillot rétracté.

Est-ce, au contraire, une branche latérale ou un gros tronc vasculaire symétrique à un autre de même dimension qui est oblitéré et muni d'un caillot qui forme prolongement, les choses se passent ordinairement d'une autre façon. Le caillot présente d'abord des rugosités et des perforations irrégulières; on y trouve ensuite des crevasses et des lacunes; *enfin, la totalité ou la plus grande partie du caillot est détachée peu à peu et entraînée par le courant sanguin.* Il y a surtout trois choses qui me paraissent confirmer la vérité de cette hypothèse.

Quand on connaît la longueur à laquelle un caillot qui forme prolongement a coutume d'atteindre en des points déterminés du corps, quand on sait, par exemple, que ce caillot, dans la veine iliaque commune s'étend jusqu'à la rénale, et qu'on lui trouve une longueur plus faible, on peut admettre comme vraisemblable que son raccourcissement est consécutif. Il est donc nécessaire d'étudier la formation du caillot qui forme prolongement dans chacune des veines, comme il est indispensable d'avoir appris à reconnaître l'inflammation, la tuberculose, etc., dans chacun des organes. — La seconde raison est la configuration de l'extrémité. Tout caillot veineux possède, à celle de ses extrémités qui est dirigée vers le cœur, une pointe lisse et régulière plus ou moins conoïde, arrondie ou ovale. Si de petites portions se sont détachées de cette pointe, elle devient dentelée, irrégulière, trouée; mais si elle a perdu de gros fragments, l'extrémité, réduite, est plus plate et se présente en forme d'escalier ou de terrasse. Ces terrasses correspondent à chacune des couches de fibrine dont l'assemblage concentrique et la forme cylindrique forment le caillot, et qui sont séparées les unes des autres par ces lacunes que nous indiquions plus haut et qui sont remplies par la substance ramollie. — Nous trouvons la troisième raison dans l'existence démontrée des fragments de caillots qui s'adaptent à cette extrémité déchiquetée et dilacérée, et qui ont été entraînés par le courant sanguin à une distance plus ou moins considérable.

Des nombreux exemples qui se sont présentés à mon observation dans le cours de recherches qui ont duré une année, je n'en citerai qu'un, en raison de sa rareté. S'il ne réunit pas en lui tous les caractères que nous avons indiqués, il n'en est, sous d'autres rapports, que plus caractéristique (1). Mais je ferai remarquer qu'il faut procéder à ces recherches avec une certaine précaution. Il arrive parfois, surtout sur la crurale, qu'en maniant maladroitement le cadavre, l'extrémité supérieure du caillot qui forme prolongement soit brisée artificiellement avant l'ouverture de la veine et glisse ensuite sur la face oblique de la veine iliaque externe. Toutefois, on peut reconnaître que ce fragment a été divisé artificiellement, à ce que le caillot fibrineux récent qui l'entoure ordinairement, manque dans l'intervalle situé entre la portion brisée et détachée, et le caillot oblitérant, et à ce que le caillot récent ne se trouve en connexion avec le fragment que par son extrémité dirigée vers le cœur. Il me semble en outre que la facilité avec laquelle ces fragments se détachent renferme une certaine valeur pratique, à savoir que *dans l'examen des malades qui sont sous le coup d'états pathologiques de ce genre, il faut procéder avec quelque précaution, pour ne point produire une rupture semblable pendant la vie.*

OBSERVATION I. — *Fracture du col du fémur droit en dehors de la capsule. Oblitération de la veine iliaque commune du côté droit, caillot formant prolongement dans la veine cave; fragment détaché à l'embouchure de la veine cave dans le cœur. Caillots anciens et récents dans l'artère pulmonaire. Pleuro-pneumonie des deux côtés avec infarctus hémoptoïque; sphacèle. Caillots ramollis dans les bronches.*

Johann Baumbach, ouvrier en étoffes, âgé de 60 ans, maigre, cachectique, fut admis le 4 novembre 1845, dans le service de chirurgie de la Charité (placé sous la direction de M. le médecin général Grimm). Il s'était, quatorze jours auparavant, brisé le col du fémur droit en tombant de sa chaise. Aussitôt après son entrée on lui appliqua l'appareil d'Hagedorn-Dzondi; mais comme il ne put le supporter en raison des douleurs vives et persistantes qu'il ressentait, bien que l'extension pratiquée avec les bretelles ne fût appliquée que par intervalles, on renonça bientôt complétement à cette dernière. L'état du malade était en somme favorable; seulement, il ressentit au bout de quelques semaines de légers troubles gastriques, et son sommeil devint agité. Le 2 décembre, il fut pris tout à coup d'un frisson suivi de chaleur; puis il perdit l'appétit, éprouva une soif violente et devint très faible. La langue, chaude et sèche, était très chargée; le bas-ventre, mou et insensible même à une forte pression; de trois à quatre selles claires, muqueuses, pouls à 110 par minute. (Déc. salep c. Acid. mur.) Insomnie la nuit suivante; délire tranquille. Le matin, toux, crachats visqueux et teints par des stries de sang; respiration superficielle et accélérée; douleur lancinante pendant les respirations profondes, à droite, en bas; douleur à la pression exercée sur l'espace intercostal correspondant; matité à la percussion; râles crépitants humides. (Infus. arnicæ c. Tinct. opii benzoic. — Empl. vesic.) Pendant la nuit, agitation et délire; le lendemain, troubles considérables de la respiration; toux plus rare, expectoration difficile; secessus inscii. Le lendemain res-

(1) Je donne simplement les propositions qui me restent à énoncer sans vouloir les appuyer ou les élucider davantage par la publication circonstanciée de cas détachés, ces choses étant suffisamment claires par elles-mêmes et la fréquence de leur présence permettant de contrôler mes propositions d'une façon plus exacte que la publication de cas auxquels celui qui les a observés doit toujours imprimer un certain cachet. Je pourrais m'appuyer sur le témoignage des médecins de la Charité et d'un grand nombre d'étrangers qui ont assisté à mes autopsies dans l'amphithéâtre de cet hôpital; mais cela me paraît être tout aussi inutile. Dans la collection d'observations que Stannius (*Ueber krankhafte Verschliessung grösserer Venenstämme*, Berlin, 1839) a rangée méthodiquement, il s'en trouve plusieurs qui sont décrites avec assez d'exactitude pour être convaincantes. Je renvoie notamment aux cas observés par lui-même (pages 19, 54), par Corbin (p. 6) et par Louis (p. 25).

piration stertoreuse; pouls filiforme, 120 pulsations; coma. Mort le 6 décembre, à neuf heures du soir (six semaines après la fracture).

Autopsie dans la matinée du 8 décembre. Constitution assez vigoureuse. Œdème considérable du membre inférieur droit. Fracture du col du fémur droit en dehors de la capsule. Les exsudats fibrineux, sanguinolents, épais de plusieurs lignes, visqueux, privés d'élasticité qui s'étaient faits entre les surfaces fracturées, dans les lamelles et les tissus distendus ne présentaient aucune tendance à l'ossification; la cavité articulaire était complétement libre et vide. La veine crurale du même côté était complétement remplie, jusqu'à l'embouchure de la veine fémorale profonde, par un caillot compacte, d'une couleur de rouille, d'un gris rougeâtre par endroits, adhérent aux parois, mou à l'intérieur : les parois de la veine étaient tout à fait normales. De la fémorale profonde partait un caillot plus clair, plus décoloré, presque blanc, un peu friable, qui se prolongeait à travers la partie supérieure de la crurale et l'iliaque jusqu'à la veine cave. Une branche latérale de la fémorale profonde était libre, remplie de caillots sanguins récents. A partir de cette branche, une gouttière hélicoïde, en forme de spirale, contournait le caillot déjà mentionné et était en même temps remplie de caillots récents, d'un rouge sombre. Le caillot qui formait prolongement s'étendait à une courte distance dans la veine cave, et présentait à son extrémité antérieure des saillies irrégulières et des enfoncements, et à la partie antérieure de son pourtour des inégalités semblables à de petits degrés, qui étaient recouvertes par des caillots récents, d'un rouge sombre. La veine iliaque gauche, etc., était libre. Plus en haut se trouvaient, dans la veine cave, les caillots récents qui s'étendent ordinairement jusqu'au cœur. La valvule d'Eustachi était rétractée sur elle-même jusqu'à une grosse corde ligamenteuse, du volume d'un fort brin de fil, qui se trouvait placée obliquement en avant de l'embouchure de la veine cave (1). Sur cette corde était à cheval un caillot bifurqué, d'un rouge sombre, assez solide, résistant et sec, long environ de 1 pouce 1/2, qui était replié dans sa partie médiane et dont les branches de bifurcation, larges, longues et assez égales, étaient projetées de telle sorte au-dessus de la corde, qu'elles faisaient saillie dans l'oreillette droite. Ce caillot, replacé contre l'extrémité du coagulum qui faisait prolongement dans la veine cave, ne comblait point entièrement la distance qui le séparait de l'embouchure des veines rénales, distance qui était de 2 pouces environ; de plus, ses branches de bifurcation n'étaient point conformées de façon à s'adapter à l'extrémité du coagulum. Le cœur lui-même était, ainsi que les valvules, complétement normal. Le sang qu'il contenait était abondant, bien coagulé, épais, formant des caillots dont une partie étaient recouverts d'une couenne, un peu dissous; les membranes présentaient une légère imbibition. Dans les deux plèvres, épanchement de liquide en quantité modérée, avec formation de fausses membranes fibrineuses sur les plèvres pulmonaire et costale. A droite, dans les lobes moyen et inférieur, hépatisation grise; la structure de ces lobes est encore assez solide; mais il en sort, par la pression, beaucoup de pus; œdème très léger dans le lobe supérieur. A gauche, hépatisation rouge dans le lobe inférieur; dans un grand nombre de points situés plus ou moins dans le voisinage de la périphérie, collections d'un liquide sanieux, d'un noir brunâtre, assez homogènes, légèrement fétides, qui présentaient des parois formées par des exsudats fibrineux assez résistants, épais de 1/2 à 1 ligne, d'un blanc jaunâtre, qui, en dedans,

(1) On sait que la valvule d'Eustachi représente très souvent un réseau irrégulier, à mailles brisées, les faisceaux de tissu conjonctif se réunissant pour former des cordes séparées, et la substance qui existe entre ces cordes s'atrophiant. C'est ce même phénomène qui s'observe assez souvent, surtout sur les valvules semi-lunaires de l'artère pulmonaire, et qui a été décrit par Hasse sous le nom d'aspect *fenêtré*.

présentaient une surface tomenteuse, un peu inégale. La muqueuse des bronches présentait une rougeur modérée, elle était recouverte d'un mucus abondant, et remplie, dans les parties inférieures, de caillots oblitérants, ramollis et d'un blanc jaunâtre, formés par un exsudat fibrineux désagrégé. Dans les branches plus considérables de l'artère pulmonaire se trouvaient disséminés des caillots anciens, qui avaient complétement subi la métamorphose rétrograde et qui présentaient des dépots irréguliers, ligamenteux, des ponts et des cloisons formés par les vaisseaux, et la dégénérescence que l'on a appelée en forme de sinus (sinus artig). En d'autres points se trouvaient des corps oblitérants récents, analogues aux caillots de l'iliaque et de la crurale, ne descendant pas jusque dans les petits vaisseaux, mesurant de 1/2 à 3/4 de pouce de longueur, et ne présentant aucun rapport avec les modifications du parenchyme pulmonaire. — La glande thyroïde est atrophiée et présente de chaque côté, à la partie inférieure des cornes latérales, des nodosités strumeuses, imprégnées de dépôts calcaires. La cavité abdominale est indemne. Foie assez gros, mou et pâle, avec une telangiectasie de la grosseur d'un pois sur la circonférence externe du lobe droit. Rate ferme, d'un rouge pâle, avec capsule épaissie. Reins normaux. Légère suffusion de sang dans le grand cul-de-sac de l'estomac, dont la muqueuse est faiblement mamelonnée. Intestins normaux. Hydrocèle du côté droit.

Je m'explique ce cas en admettant que l'extrémité supérieure tout entière du caillot formant prolongement, longue de près de 1 pouce 1/2 a été détachée, et s'est avancée avec le courant sanguin sur la paroi postérieure de la veine cave inférieure jusqu'à ce qu'elle soit arrivée en partie dans l'oreillette droite. Mais en ce point où il eût fallu qu'elle changeât de direction pour parvenir dans le ventricule, elle a dû, en raison de sa longueur, trouver un obstacle dans le courant sanguin de la veine cave supérieure qui s'avançait suivant une direction contraire à la sienne. Il a pu arriver alors, à la suite de l'obstacle qui s'opposait à ce qu'elle poursuivît sa route, que l'extrémité inférieure ait été repliée par le courant de la veine cave inférieure et enroulée autour du rudiment de la valvule d'Eustachi. Si le caillot eût été antérieurement déjà replié, il aurait dû arriver au cœur tourné en sens inverse, l'ouverture qui existait entre ses branches de bifurcation dirigée en arrière, ce qui rendait nécessaire une explication encore plus compliquée. L'impossibilité de la formation de ce caillot au lieu et place où il a été rencontré, me paraît résulter du peu d'épaisseur de la corde, du mode de connexion qu'avait avec elle le caillot, attenant à une si petite portion de sa longueur, et de la grosseur de ce caillot. — Il existait dans l'artère pulmonaire des caillots de dates plus récentes et plus anciennes que le caillot situé dans le cœur; ils devaient s'être produits avant l'ablation de ce gros fragment, à présent fortement rétracté et à la suite d'érosions du caillot formant prolongement, plus petites que ce fragment; de la sorte s'expliquent très bien l'insuffisance du volume et la non-conformité de la configuration de l'extrémité du caillot situé dans le cœur. — Enfin, j'attirerai encore l'attention sur la façon si évidente, dans le cas qui nous occupe, suivant laquelle se produit le sillon en forme de spirale autour du caillot qui forme prolongement, sillon qui est dû au courant sanguin qui vient passer près de ce caillot.

Enfin, en ce qui concerne le transport de corps de cette espèce, je puis encore rapporter un résultat auquel j'arrivai accidentellement dans une de mes expériences. J'avais introduit chez un petit chien deux morceaux de caoutchouc par la jugulaire, et j'étais occupé à en faire pénétrer un troisième, d'une longueur de 1/2 pouce et d'une épaisseur de 2 à 3 lignes, dans l'extrémité du vaisseau, pour fournir un point d'appui résistant à la ligature. Tout à coup ce morceau m'échappa, bien que les parois du vaisseau l'entourassent assez étroitement pour que je pusse espérer que sa grosseur le fît rester en place, ce qui eût rempli le but que je me proposais. J'achevai l'opération en faisant une ligature simple. Le chien étant mort quarante heures plus tard, je trouvai le corps étranger dans la première branche de division de l'artère pulmonaire; mais il existait une coagulation sanguine qui s'étendait depuis le point où avait été faite la ligature jusqu'à la veine cave supérieure, et cette coagulation était de date plus récente à celle de ses extrémités qui regardait le cœur, qu'à celle qui était périphérique. Le morceau de caoutchouc devait donc être demeuré d'abord pendant quelque temps dans la veine, et avoir favorisé par sa présence la formation, derrière lui, d'un coagulum sanguin d'un certain volume. Puis il s'était déplacé, et le caillot formant prolongement s'était ensuite développé. Ces productions, entre la naissance desquelles il s'était écoulé tout au plus quelques heures, ne me paraissent pas pouvoir s'expliquer d'une autre manière.

Après avoir ainsi rapporté les faits qui me paraissent démontrer le transport par le système veineux de corps pouvant oblitérer, il me reste à dire quelques mots *sur le cœur droit.* Les coagulations sanguines ne sont, comme on sait, nullement rares dans le cœur droit. Mais faut-il les attribuer à cet être d'une existence tout intellectuelle qu'on nomme l'endocardite, ou les considérer comme de simples coagulations se produisant dans une couche de sang stagnante. Outre les deux formes distinguées par Laënnec, les coagulations qui se forment sur les valvules (végétations verruqueuses) et celles qui se développent entre les trabécules (végétations globuleuses), nous devons surtout mentionner ici les caillots qui se produisent fréquemment dans la cavité même du cœur droit. En ce qui concerne les premiers, je ne possède jusqu'à présent aucun fait qui démontre qu'ils puissent se développer dans le cœur droit d'une façon qui rende possible ou vraisemblable leur transport par le courant sanguin. Mais il survient quelquefois dans la cavité du cœur des oblitérations qui déterminent la formation, dans la cavité de l'oreillette, d'un caillot formant prolongement, semblable à ceux des veines, dont il ne se distingue en rien. Cependant, le cas publié par Aran (*Arch. génér. de méd.*, 4e série, tome V, p. 46), paraît prouver la possibilité du développement, en d'autres points du cœur droit, de coagulations semblables.

J'arrive maintenant au *mécanisme de l'oblitération dans l'artère pulmonaire* elle-même. Toutes mes expériences ont fait voir que les corps obturateurs pénètrent dans l'artère pulmonaire aussi loin que leur volume et le calibre du vaisseau le permettent. S'il était possible d'introduire un corps présentant le diamètre de l'artère pulmonaire elle-même, ce corps oblitérerait le tronc principal. Il a été établi par les expériences des expérimentateurs français, que des corps extrêmement fins pénètrent jusqu'aux capillaires, et j'ai notamment très bien vu, en poussant du mercure dans le cercle circulatoire, le réseau vasculaire périphérique de l'artère pulmonaire finement injecté. Les corps d'un volume plus considérable se comportent de deux manières différentes. Lorsque je choisissais un corps obturateur parfaitement-cylindrique ou rond, je trouvais que son enclavement se faisait au point où une branche d'un calibre plus grand que le sien se divisait, et par conséquent à l'endroit où le diamètre de la lumière du vaisseau diminuait subitement. Mais lorsque je faisais pénétrer un corps obturateur de forme conique, forme qu'il était souvent nécessaire de prendre pour la commodité de l'expérience, il se comportait de telle sorte que la pointe, lorsqu'elle restait dans la position que je lui avais donnée, c'est-à-dire antérieure, était engagée dans une branche de division, tandis que l'extrémité plus volumineuse restait dans le tronc d'où partait cette branche. Le corps oblitérant se comportait donc comme le bouchon d'un flacon. Les deux espèces se présentent aussi chez l'homme. *Ou bien les corps obturateurs sont à cheval sur l'éperon d'un vaisseau, à son point de bifurcation; ou bien ils descendent dans une branche de division jusqu'à une certaine distance, et s'arrêtent tout à coup.* Presque jamais ils n'arrivent jusqu'à la périphérie. Il y a même, au contraire, des cas, qui sont assez fréquents, où ils remplissent presque complétement le tronc principal d'un côté, et sont ainsi à cheval sur le premier point de bifurcation. Le lieu de leur enclavement dépend donc simplement de leur volume; ils vont aussi loin qu'ils peuvent pénétrer en droite ligne. Quelquefois, cependant, il arrive qu'ils se comportent d'une autre façon, qui modifie un peu leur apparence extérieure. Lorsqu'ils sont très longs et très minces, il leur arrive la même chose que ce qui se voit quelquefois, même pour les simples coagulations fibrineuses formées pendant l'agonie dans l'artère pulmonaire, à savoir qu'ils se ramassent et se replient sur eux-mêmes, et que cette sorte de lacet est ensuite refoulé en avant dans le vaisseau. Ces formes ne sont nullement à méconnaître.

Tel est le premier état de ces caillots. Mais, plus tard, leur forme est modifiée par une coagulation secondaire du sang qui s'effectue autour d'eux. Dans mes expériences, qui consistaient à introduire des morceaux de caoutchouc et de moelle de sureau, je constatai le fait suivant, à s'avoir qu'*il se fait une coagulation consécutive du sang en avant du corps obturateur que l'on a introduit.* Cette coagulation est donc parfaitement identique au thrombus qui se produit habituellement dans les artères dont on a fait la ligature. Le caillot forme une sorte de calotte sur l'extrémité du corps obturateur qui est dirigée vers le cœur; il a coutume de s'étendre jusqu'à la branche de division la plus proche, et il a une forme tantôt plus arrondie et tantôt plus conique. Cette forme se modifie suivant que le prolongement est stable ou passager, c'est-à-dire selon que le caillot suit une des marches que l'on a appelées adhésive et suppurative. Dans le premier cas, il se ratatine à ce point que le vaisseau se rétrécit peu à peu; dans le second, il se détruit et s'en va morceau par morceau, à mesure que son ramollissement augmente. — *Une seconde coagulation se forme autour du corps obturateur, lorsque entre lui et la paroi vasculaire persiste un intervalle.* Ceci arrive surtout quand le corps obturateur a une forme irrégulière. Un corps parfaitement cylindrique ou rond ne permet évidemment pas aux coagulations sanguines de se former, puisqu'il est en contact immédiat avec la paroi vasculaire, et qu'aucun courant sanguin ne peut se frayer une route le long de ses parties latérales. Des corps d'une faible consistance, ainsi des caillots sanguins ou fibrineux récents sont, d'un autre côté, si fortement enfoncés dans l'artère pulmonaire par le poids qui résulte de la pression sous laquelle se meut le sang dans cette artère, qu'ils remplissent étroitement et de tous côtés le calibre du vaisseau et ne permettent pas davantage la formation d'un caillot cortical consécutif. Ainsi, il existe une différence essentielle entre les phénomènes, suivant la consistance et la configuration des corps obturateurs, et elle est d'autant plus importante pour la considération de ce qui se passe chez l'homme, que les caillots qui peuvent pénétrer dans l'artère pulmonaire sont, dans certains cas récents, mous et lisses, et dans d'autres, anciens, solides, et rendus irréguliers par l'émiettement auquel ils ont été soumis. — Ces mêmes conditions rendent possible aussi *la formation d'un caillot en arrière du corps obturateur, entre ce corps et la périphérie.* Lorsque le corps obturateur oblitère complétement le vaisseau, la portion de l'artère pulmonaire située derrière lui se vide complétement du sang qu'elle contenait, et le vide qui s'est formé persiste. Les choses se passent donc de la même façon qu'après la ligature des autres artères, ce qui est connu pour elles depuis Harvey, mais ce qui est démontré pour la première fois pour l'artère pulmonaire par nos expériences. Mais si le corps obturateur livre encore passage au sang, on observe des phénomènes semblables à ceux que nous avons déjà exposés plus haut à propos de la formation, dans les oblitérations veineuses, du caillot formant prolongement. Il se forme derrière le corps obturateur une coagulation sanguine qui descend à une hauteur variable dans les branches de l'artère pulmonaire et repose le long de cette portion de la paroi vasculaire dans laquelle le corps obturateur ne livre aucun passage au courant sanguin. Ce caillot s'étend, dans quelques cas rares, presque jusqu'aux plus petits vaisseaux qu'il soit possible de constater à l'œil nu. Mais le plus souvent il se termine moins loin, ordinairement à une distance telle, qu'il descend un peu au-dessous du point où naît la branche de division la plus proche. On voit ici d'une façon plus évidente que je n'ai pu le montrer dans l'obstruction des veines, que la diminution de la rapidité du courant sanguin qui passe sur les parties latérales du corps obturateur doit être une condition capitale pour le développement du caillot formant prolongement, et que ce n'est pas seulement la présence d'un corps étranger solide, notamment d'un caillot fibrineux, qui détermine la coagulation consécutive. Si cette dernière assertion était vraie, on devrait trouver dans les vaisseaux, beaucoup plus souvent que cela n'arrive, une coagulation de la totalité de la colonne sanguine.

Le caillot obturateur subit une modification plus profonde, *lorsque le courant sanguin entraîne plus tard, après un temps dont la durée est variable, une portion récente de sa masse qui se déchire.* On peut souvent reconnaître d'une façon manifeste que des morceaux du caillot sont déchirés et entraînés d'une façon continuelle à ceci, que, dans une même artère pulmonaire, on rencontre des portions de caillot qui sont très anciennes dans une branche, toutes récentes dans une autre, et d'un âge intermédiaire dans une troisième. Mes expériences ont, en outre, montré que la présence d'un corps obturateur dans un vaisseau est, jusqu'à un certain degré, cause déterminante de la pénétration d'un nouveau corps obturateur dans ce même vaisseau. Au début de mes expériences, j'avais espéré que, en introduisant à chaque fois deux, trois, et même un plus grand nombre de ces corps, j'augmenterais, en multipliant ainsi les causes d'obstruction, les points d'observation, et que j'arriverais plus vite à un résultat décisif en comparant plusieurs parties oblitérées chez un même individu. Aussi ma surprise fut extrême et peu agréable, en trouvant presque constamment au moins deux de ces corps enclavés dans le même vaisseau. J'introduisais, par exemple, deux corps étrangers, et je les retrouvais tous deux dans un cas dans le côté droit, dans un autre, dans le côté gauche, mais toujours dans le même lobe pulmonaire. Aussi, je craignis qu'ils eussent été introduits dans un intervalle de temps trop peu considérable, et qu'ils eussent été entraînés pour ainsi dire simultanément dans l'artère pulmonaire. Pour éviter cette chance défavorable, je mis, dans mes expériences ultérieures, un intervalle de plusieurs minutes entre l'introduction du premier corps et celle du second, et cependant les choses se passèrent de la même manière. Je ne pouvais donc admettre qu'une seule chose, c'est qu'il y a influence prépondérante d'une condition semblable à celle qui existe lorsqu'un caillot se forme, dans les veines qui sont liées, du côté de la ligature qui regarde le cœur. Les corps obturateurs sont enfoncés dans l'artère pulmonaire par une pression si énergique, que ce vaisseau acquiert toute la distension dont il est susceptible. Le corps obturateur maintenant ensuite les parois vasculaires ainsi dilatées, les autres corps de même nature qui sont introduits après eux trouvent en ces points la résistance la plus faible; c'est là qu'est le moins fort leur frottement avec la paroi vasculaire; la route leur en est en quelque sorte ouverte; aussi se portent-ils bientôt derrière le corps obturateur qui a été introduit le premier. Si leur volume est plus considérable que le sien, il reste entre eux un certain intervalle qui se remplit de coagulations. Ces caillots consécutifs sont du reste semblables à ceux qui se forment dans les autres cas.

Chez l'homme, lorsque le développement des phénomènes que nous avons décrits est spontané, il est plus rare de voir les corps obturateurs s'avancer ainsi à la suite l'un de l'autre, parce que la plupart des fragments qui sont déchirés par l'effort du sang ont un volume relativement plus petit que les corps que je faisais pénétrer artificiellement dans le courant sanguin des chiens, et parce que ces fragments s'arrêtant plus rarement d'une façon permanente dans les grosses branches de l'artaire pulmonaire, la distension locale d'une branche plus périphérique ne peut avoir aucune influence sur la direction que prendra un second corps étranger, qui est arrivé dans le tronc principal. Le volume et le poids relatif des corps obturateurs sont, en effet, des circonstances d'une importance assez grande pour expliquer certaines différences qui s'observent entre les oblitérations artificiellement déterminées et celles qui sont spontanées. Dans mes expériences, les corps obturateurs se rendaient presque constamment dans les vaisseaux du lobe inférieur du poumon, plus rarement dans le lobe moyen, et jamais dans le supérieur; lorsqu'on fait au contraire une injection avec le mercure, on retrouve ce métal aussi bien dans le lobe supérieur que dans l'inférieur. Il me semble que ces faits s'expliquent surtout par le volume des lobes inférieurs du poumon ainsi que par celui des branches inférieures de l'artère pulmonaire chez les chiens, et en partie aussi par le poids des corps introduits (les caillots sanguins et fibrineux ont un poids spécifique plus considérable que celui du sang). Chez l'homme, cela se rencontre moins constamment, bien que cependant les oblitérations soient plus fréquentes dans le lobe inférieur que dans le supérieur; au sommet du poumon elle est infiniment rare. Le contraire se produit dans la compression des poumons. Un poumon est-il comprimé par un exsudat pleurétique ou par toute autre cause, il est amené à prendre un volume plus petit que celui que lui donne la simple action de l'élasticité de sa charpente fibreuse. Les vaisseaux doivent naturellement ressentir jusqu'à un certain degré les effets de cette compression; leur lumière se rétrécit, et le volume de la colonne sanguine qui le traverse devient plus petit. « Les vaisseaux sanguins pulmonaires, dit Laënnec (*Traité de l'auscult. méd.*, 4e édit., Brux., 1837, p. 268), sont aussi plus ou moins complétement comprimés et aplatis toutes les fois que le poumon est fortement refoulé vers la colonne vertébrale par un épanchement pleurétique. » Dans ces circonstances, les corps obturateurs se rendent ordinairement dans les parties du poumon qui respirent encore.

Observation II. — *Empyème du côté gauche; paracentèse de la poitrine. Œdème aigu du poumon. Oblitération de la veine hypogastrique droite; caillot formant prolongement dans l'iliaque. Oblitération de l'artère pulmonaire à droite. Mort subite.*

Wilhelmine Döling, domestique, âgée de 20 ans, d'une constitution vigoureuse, tomba malade le lundi de la Pentecôte de cette année (1er juin). Douleurs vives, lancinantes dans la poitrine, accompagnées d'un sentiment d'oppression, sans toux; pas de frisson, mais, au contraire, beaucoup de chaleur et de sueurs. Le 3 juin on fit une saignée, on posa des ventouses scarifiées, et on fit usage de médicaments internes. Les élancements disparurent, mais il resta toujours une respiration très courte, dont la brièveté augmenta de plus en plus, à ce point que la maîtresse de cette fille l'obligea à abandonner son travail. Les nuits, pendant lesquelles le décubitus dorsal était la position qui lui était le plus commode, furent très agitées.

Le 15 juin, elle fut enfin apportée à la Charité, et couchée à la clinique de l'Université (professeur Schönlein). Elle souffrait toujours de sa respiration courte. Agitation, perte du sommeil, faiblesse, manque d'appétit; on trouva la respiration sifflante dans le côté droit de la poitrine, et à gauche en haut; presque partout, en outre, respiration bronchique et matité à la percussion; bruits du cœur éloignés vers la droite et disparus à sa partie inférieure; toux sèche, pouls à 120 pulsations; enduit léger sur le milieu de la langue; légère diarrhée causée par la médication (saignée de 12 onces. Calomel et digitale). Le lendemain, dyspnée persistante; toux sèche, violente, mêmes phénomènes physiques. Pouls à 130 pulsations (Digital. c. Nitro. Empl. vesicat. Ung. merc. c. Kal. hydrojod. 12 ventouses scarifiées). Les jours suivants, accroissement de la dyspnée, sans modifications essentielles dans les symptômes que donne l'auscultation, autres que la disparition du bruit respiratoire à la partie la plus inférieure du côté gauche de la poitrine. Mais ce qui était le plus frappant, c'est que la malade *se plaçait presque toujours sur le côté droit*, parce que cette position était celle dans laquelle elle éprouvait le plus de soulagement. Le pouls se maintint de 120 à 124 pulsations par minute; l'urine était toujours rare, quelquefois trouble; la légère diarrhée que nous avons signalée persistait. Des phénomènes déterminés par la digitale, mais peu marqués, apparurent alors; notamment, un exanthème vésiculeux au cou, et, le 23 au matin, la fréquence du pouls tomba et le nombre des pulsations descendit à 74. La toux augmentant toujours et s'accompagnant d'une expectoration muqueuse, la dyspnée devint si considérable que, le 23 au soir, vers six heures, la paracentèse fut pratiquée à l'aide d'un trocart. Il s'écoula environ cinq litres d'un pus fétide et mal lié. Il s'en suivit un grand soulagement pour la malade. Mais tout à coup, au bout d'un quart d'heure à peine, elle ressent une gêne extrême de la respiration; elle se dresse sur son séant, cherchant à aspirer de l'air d'une façon convulsive, puis elle retombe morte.

Autopsie au bout de dix-huit heures. Commencement de putréfaction. A l'ouverture de la cavité thoracique, on trouva le cœur assez fortement refoulé à gauche; le poumon droit qui ne s'affaisse pas, s'élève, par son bord antérieur, au-dessus du médiastin. La trachée est remplie d'un mucus blanchâtre, mais ne présente aucune altération bien sensible. Le poumon droit, qui n'offre pas d'adhérences, est fortement distendu par l'air, de sorte que les vésicules sont très apparentes; il s'écoule, à l'incision du poumon, une grande quantité d'un sérum spumeux; le parenchyme n'est pas altéré, et il est facile de reconnaître chacune des parties qui le composent. Les bronches sont également remplies d'un liquide spumeux. L'artère pulmonaire, à droite, est remplie, à peu de distance de sa division et dans presque toutes ses grosses branches, de caillots anciens; quelques-uns sont fortement adhérents, cylindriques, et remplissent complétement les vaisseaux; d'autres, moins adhérents, reposent au point où se séparent les branches de second ordre. Tous offrent une coloration d'un blanc rougeâtre ou jaune-rouge, et sont assez peu humides, très solides et très durs; quelques-uns sont réduits à leur intérieur en une bouillie d'un blanc rougeâtre. Les parois vasculaires qui les entourent ne sont pas altérées; derrière eux, la lumière de l'artère est libre. — Du côté gauche se trouvait une grande cavité, remplie encore en partie par un pus floconneux, d'un gris-blanc, fétide, et formée par les parties inférieures et postérieures du sac pleural. Le poumon était uni, dans la plus grande partie de la circonférence externe de son lobe supérieur, à la paroi costale par des adhérences anciennes et solides, ainsi que la partie antérieure du lobe inférieur, tandis que de la circonférence externe de ce dernier partaient plusieurs liens épais, en forme de poutres, qui se rendaient à la paroi costale et partageaient la cavité purulente en une série de cavités plus petites. Les parois de la cavité étaient partout épaisses, d'un noir-gris, et rendues légèrement villeuses par des dépôts d'exsudat plastique purulent. Le lobe supérieur de ce poumon, légèrement comprimé, renfermait encore un peu d'air, mais était fortement œdémateux; le lobe inférieur, jusqu'au bord antérieur qui renfermait encore un peu d'air, était complétement comprimé, privé d'air, compacte, présentant une surface d'incision lisse, d'un gris-noir, laissant sortir, quand on le comprimait, par les troncs vasculaires les plus gros, un peu de sang, et par les bronches, un mucus visqueux et purulent. Les vaisseaux du poumon gauche ne renfermaient aucun caillot ancien. — Le cœur était parfaitement normal; son côté droit était fortement distendu par de gros coagula couenneux.

Les viscères splanchniques sont normaux; seulement il existe dans l'intestin grêle une forte injection des vaisseaux et un gonflement modéré des follicules. — Le système vasculaire ne présentait nulle part d'altérations morbides; mais enfin on arriva, après de longues recherches, à constater une oblitération de la veine hypogastrique droite. Cette veine était, ainsi que toutes ses branches, fortement distendue, intimement unie avec le tissu cellulaire environnant, d'un bleu sombre et rougeâtre, résistante, parfaitement solide et funiforme. Les branches de la veine renfermaient des caillots colorés, la plupart d'un jaune-rouge ou blanc, solides, et n'adhérant aux parois que d'une façon imparfaite; dans le tronc principal se trouvait un corps obturateur d'un blanc rougeâtre, solidement adhérent à la membrane interne qui, du reste, n'était pas altérée, très ramolli, dont les couches externes se séparaient facilement les unes des autres, tandis qu'à son centre existait une cavité renfermant une bouillie purulente, d'un blanc rougeâtre. De ce corps partait un caillot formant prolongement, assez irrégulièrement conformé à son extrémité supérieure, et s'étendant dans la veine iliaque commune à une distance de 1 1/2 pouce. L'extrémité irrégulière était, sur sa face antérieure, disposée d'une façon très évidente en forme d'escalier, tandis que sur sa face postérieure se trouvait une excavation profonde et irrégulière. La périphérie du corps obturateur lui-même était assez lisse et régulière; seulement, de chaque côté s'étendait un sillon assez profond, parallèle à l'axe longitudinal, dirigé de haut en bas, comme si la moitié antérieure s'était détachée de la postérieure. La cavité déjà mentionnée dans le corps obturateur de l'hypogastrique se prolongeait aussi un peu dans le caillot formant prolongement; il en résultait que la partie la plus inférieure des parois de ce dernier était si amincie, qu'un mouvement très léger la déchirait. La totalité de ce caillot était, du reste, composée de couches concentriques, ramollies, d'un rouge jaunâtre ou d'un blanc rougeâtre. Les viscères abdominaux ne présentaient, après avoir été minutieusement examinés, aucune altération anatomique.

Ce cas qui, relativement aux symptômes de l'*empyème kystique* et de la genèse de l'œdème aigu du poumon, est du plus grand intérêt, me paraît être un des plus importants pour l'histoire des oblitérations veineuses. Le développement d'une oblitération de l'hypogastrique droite chez une malade qui était toujours couchée sur le côté droit; les caractères particuliers du caillot formant prolongement; l'obstruction des branches de l'artère pulmonaire dans le poumon qui respirait, tandis que ces branches demeurent libres dans celui qui est comprimé, sont certainement des faits d'une clarté des plus convaincantes. L'oblitération des veines dans l'empyème est surtout un phénomène très digne d'attention, d'autant plus qu'il n'est nullement rare. (Comparez avec le second cas cité par Gulliver, dans *Med. chir. Transact.*, 1839, p. 144.)

Observation III. — *Nécrose des os du bassin; suppuration de la région fessière. Obstruction des veines des deux membres inférieurs. Oblitération des deux branches de division de l'artère pulmonaire; caillot sur-ajouté à droite.*

Augusta Fitzler, née Becker, femme d'un homme de peine, âgée de 45 ans, assez fortement constituée, avait quitté la Charité il n'y avait pas longtemps, guérie d'une pneumonie, dans le cours de laquelle était en outre apparu du *delirium tremens*. Quatre semaines avant sa dernière admission à l'hôpital, elle avait travaillé pendant longtemps en rase campagne, par un temps froid et pluvieux, à un travail qui l'obligeait à se tenir courbée. Elle fut prise alors d'un sentiment de froid général, et, sur ces entrefaites, de douleurs vives et déchirantes dans les muscles fessiers du côté gauche, que les mouvements du pied gauche rendaient insupportables et qui obligèrent la malade à garder le lit. Pendant que les douleurs persistaient avec la même violence, le point où elle les ressentait devint peu à peu rouge et tuméfié. Après son entrée dans le service de chirurgie de M. le médecin général Grimm, le 4 avril de cette année, elle se plaignait en outre de douleurs sur le trajet du nerf sciatique du côté gauche; mais les mouvements de l'extrémité inférieure gauche, bien que restreints, pouvaient cependant s'exécuter dans toutes les directions. On sentait au-dessous des muscles fessiers du côté gauche, une fluctuation profonde. Après qu'on eut employé pendant quelque temps des cataplasmes de fécule chauds, on donna enfin issue, par une incision, à une quantité de pus considérable. On reconnut alors qu'il existait une vaste cavité purulente, dans laquelle la sonde pouvait être introduite à une profondeur de 4 pouces; on ne sentit jamais les os du bassin à nu au fond de l'abcès, quoique la pression exercée sur ces os déterminât une douleur presque insupportable. La suppuration devint ensuite de plus en plus profuse; cependant le pus conserva d'abord l'apparence d'un pus de bonne nature. Mais l'état des forces de la malade devint, surtout à partir du commencement de mai, très peu satisfaisant; le décubitus ne fut plus possible; le pus devint de mauvaise nature, mal lié, louche, et on vit bientôt à sa couleur d'un brun de café, puis de chocolat, qu'il s'était produit de petites hémorrhagies. Quelques fragments de tissu cellulaire sphacélé s'échappèrent avec le pus, et le pourtour de la cavité s'accrut rapidement du double. Les moyens internes et externes, thérapeutiques et hygiéniques, furent inutilement employés. Les forces de la malade s'en allèrent d'autant plus rapidement que les vives douleurs qu'elle ressentait, et qui troublaient son repos la nuit, lui laissaient à peine un peu de répit. *Les mouvements du pied gauche restèrent troublés. En outre, on laissa la malade conserver sa position sur le côté gauche,* pour favoriser l'écoulement du pus. Sur ces entrefaites, il survint, à la fin de la première semaine de juin, un œdème considérable du pied gauche et de la jambe, qui n'amena aucune augmentation dans les douleurs, mais qui, malgré une compression continue faite à l'aide de bandes, s'étendit bientôt à la cuisse et causa une augmentation extrême dans le volume de tout le membre inférieur. Tandis que les forces diminuaient toujours davantage, et qu'il survenait de la difficulté dans les fonctions respiratoires, il apparut aussi de l'œdème au membre inférieur droit, et cet œdème, qui partait du pied, fut bientôt suivi d'une augmentation de volume de ce membre semblable à celle qui s'était produite dans le côté opposé. La gêne de la respiration augmentant toujours, la mort survint le 30 juin, dans l'après-midi, à trois heures et demie.

Autopsie vingt heures après la mort. Sujet fortement constitué, modérément amaigri. Œdème énorme des deux extrémités inférieures. A la région fessière, du côté gauche, ouverture irrégulière, longue de 1 1/2 pouce, à bords présentant une coloration noirâtre de mauvaise nature, et par laquelle on pénètre dans une cavité énorme, qui s'étend depuis le grand trochanter jusqu'au sacrum, et qui offre, entre les muscles fessiers, de nombreux prolongements vers la cuisse. Le contenu de cette cavité consiste en un liquide sanieux, fétide, louche et mal lié; ses parois sont d'un bleu-noir, irrégulières, couvertes de lambeaux villeux; les muscles, les tendons et les aponévroses sont tous plus ou moins macérés dans son voisinage. La crête de l'ischion est dénudée de son périoste, âpre; elle offre une coloration de mauvaise nature et une petite perte de substance à son extrémité. Le pus avait pénétré depuis la cavité jusqu'au nerf sciatique, l'entourant dans une courte portion de son trajet, en dedans et en dehors; cependant le nerf lui-même était encore conservé. Le coccyx était également dénudé de son périoste, rude, et avait perdu, à sa partie inférieure, les rudiments de vertèbres qui le constituent. Enfin, il se trouvait sur le fémur, immédiatement au-dessous du trochanter, un petit point qui était dénudé de son périoste et rude. — Les veines du membre inférieur gauche étaient complétement oblitérées; l'obstruction s'étendait depuis l'embouchure de l'iliaque commune dans la veine cave, et se continuait dans toutes ses branches (l'hypogastrique, l'épigastrique, la circonflexe iliaque, la saphène, la fémorale profonde, la crurale, etc.), mais de telle sorte cependant, que la masse obturatrice n'arrivait partout que jusqu'aux petites branches mesurant environ de 1 à 2 lignes de diamètre, qui étaient encore pleines de sang récemment coagulé. La masse obturatrice était partout légèrement colorée, à sa partie externe, la plupart du temps en rouge sombre ou encore en rouge clair, dans son intérieur en blanc jaunâtre. En ce dernier point, elle était très friable, sans traces d'humidité, solide. Cette masse adhérait assez solidement aux veines; cependant elle se laissait séparer sans peine des adhérences qu'elle présentait avec la paroi interne, qui ne présentait aucune altération au-dessous d'elle, tandis que la membrane externe, épaissie, rigide, injectée, était assez intimement unie au tissu cellulaire environnant. La masse obturatrice qui transformait toutes ces veines en un cordon solide et dur, se terminait à l'embouchure de l'iliaque, dans la veine cave, par une extrémité un peu déchiquetée, mais parfaitement lisse, parce que l'artère, qui en ce point marche au-dessus de la veine iliaque, avait comprimé la totalité du vaisseau. Du côté droit, on retrouvait les mêmes altérations, avec cette différence seulement, que la masse obturatrice ne s'étendait que jusqu'au ligament de Poupart, que de ce point partait un caillot d'un jaune rougeâtre terminé en cône, formant prolongement, qui s'étendait jusqu'à l'embouchure de l'hypogastrique, et que l'épigastrique et la circonflexe iliaque étaient libres. Il n'y avait rien autre chose à remarquer, en dehors de l'œdème, dans les deux membres inférieurs. L'aorte abdominale était remarquablement petite, rétractée, et atteignait à peine au volume que présente habituellement l'artère crurale; cette diminution de volume s'observait au même degré dans les artères du membre inférieur. — Les viscères abdominaux ne présentaient aucune altération notable. — Le cœur, un peu petit, sans être flasque, était modérément distendu par du sang d'une coloration foncée, un peu couenneux, bien coagulé. Les poumons présentaient quelques adhérences des deux côtés et étaient assez fortement distendus par l'air. Ils laissaient couler, quand on les incisait, un liquide d'un rouge sale, très spumeux. Restant assez compactes après qu'on les avait exprimés, et tirant sur le rouge-brun dans leurs parties internes, ils ne présentaient aucune altération de structure particulière. En quelques points, des tubercules anciens, crétacés et enkystés. La muqueuse des bronches est très rouge, tuméfiée, recouverte d'un mucus légèrement sanguinolent. L'artère pulmonaire gauche est en grande partie oblitérée. Sur sa première division, et dirigée dans un sens précisément opposé à celui de la bronche qui pénètre avec elle dans le poumon, se trouve à cheval une grosse masse obturatrice, extrêmement solide et adhérente, d'une résistance presque cartilagineuse et d'une coloration d'un jaune rougeâtre, qui envoie de tous côtés, dans les branches de division, de petits prolongements d'une longueur variable (depuis 1/2 jusqu'à 1 pouce). Cette masse obturatrice, grosse environ comme une noix, formait un cône très pointu, reposant sur sa base, dont la pointe se dirigeait en s'effilant vers le tronc principal, et dont la périphérie avait un aspect irrégulièrement rude, légèrement rugueux et particulièrement mat. Les prolongements de la masse descendaient ordinairement le long d'une des parois du vaisseau, ne faisaient souvent que reposer sur elle sans y adhérer, étaient plus ou moins cylindriques, et se terminaient le plus souvent au point de division des branches de second ordre, car on rencontrait, dans les branches qui en proviennent, de petits prolongements terminés en pointe ou ovalement. Les prolongements de la masse avaient une grande élasticité, et, lorsqu'on arrachait leur extrémité par l'orifice des vaisseaux de troisième ordre, la plupart se pliaient à angle droit. — Du côté droit, la masse obturatrice commençait dès le tronc principal, et y était plus complexe. Le caillot primitif reposait, absolument comme celui du côté opposé, au point où se faisait la division principale et envoyait des prolongements semblables aux siens dans quelques branches vasculaires; sa couleur, sa consistance, sa surface externe offraient les caractères que nous avons déjà indiqués; seulement il formait, au lieu d'un cône, un cylindre à surface aplatie. Sur cette masse en était soudée une autre qui se rapportait à un type tout à fait différent et qui était visiblement de date plus récente. Ce caillot secondaire recouvrait environ le tiers de la surface aplatie du cylindre, dont il se séparait sous un angle d'environ 100°, et plus loin, à la partie supérieure, à l'endroit d'où partaient les prolongements se rendant dans les vaisseaux du lobe supérieur, il recouvrait tout son pourtour. Ce caillot avait un aspect d'un blanc rougeâtre, semblable à celui de la substance cérébrale des nouveau-nés; sa superficie présentait de nombreuses lignes en saillie, en forme de chapelet à grains très fins, entre lesquels se trouvaient des dépressions superficielles; et à celle de ses extrémités dirigée dans le sens du courant sanguin, on voyait plusieurs petites dépressions unies, lenticulaires, en godet. Plus loin, ce caillot était complétement creux, ramolli dans ses parties centrales, et rempli d'une pulpe d'un blanc rougeâtre, filamenteuse; ses parois étaient lâches, friables, et donnaient une sensation de mollesse. Il se distinguait ainsi par sa couleur, sa consistance et sa forme du caillot primitif, qui était du reste parfaitement solide. Un dépôt semblable, mais plus petit par places, et plus plane, s'observait encore au bas du premier cylindre. Il était dirigé dans le sens des vaisseaux du lobe inférieur et était reconnaissable à son aspect sillonné et médulleux. Plus bas, dans les vaisseaux du lobe inférieur, séparé du premier caillot par un intervalle de 1/2 à 1 pouce, se trouvait un second coagulum qui s'étendait depuis les points de séparation des branches de second ordre jusqu'à celles de troisième, et qui paraissait être de même âge que le cylindre. Ni les parois vasculaires, ni le parenchyme pulmonaire ne présentaient d'altérations autour de ces caillots.

Si ma description est, comme je l'espère, compréhensible, elle doit, à ce qu'il me semble, suffire pour démontrer non seulement l'addition de nouveaux caillots aux anciens, mais encore l'introduction de coagulations dans les vaisseaux, surtout dans l'artère pulmonaire. J'appellerai seulement l'attention sur la forme si curieuse de l'extrémité du caillot situé à gauche, qui présentait une pointe terminée d'une façon très aiguë, forme qui appartient, comme on le sait depuis longtemps, aux artères de la grande circulation. En outre, ce cas est d'autant plus intéressant que, dans ce même membre inférieur gauche, tous les gros troncs de la circulation collatérale étaient oblitérés.

Mais quelquefois les divers critériums que nous avons indiqués ne peuvent suffire à établir d'une façon précise l'origine d'un caillot isolé; il arrive même qu'on est obligé de renoncer totalement à la déterminer. Le cas suivant peut servir de preuve à notre assertion.

Observation IV. — *Tuberculose. Ulcérations des poumons et de l'intestin. Ulcère perforant de l'estomac. Polype de l'utérus. Caillot volumineux et récent dans la branche gauche de l'artère pulmonaire. Caillots plus petits, plus anciens dans la veine poplitée droite. Végétations sur la valvule mitrale. Infarctus hémorrhagique ancien de la rate.*

Henriette Sanberzweig, née Jahn, veuve d'un garçon-tailleur, âgée de 50 ans, très amaigrie, souffrait depuis plusieurs années d'une toux persistante et de picotements dans le dos et les épaules. La toux devient toujours plus violente aussitôt que la malade se refroidit et elle s'accompagne d'une expectoration purulente abondante; il existe en même temps des sueurs nocturnes profuses. Elle fut admise, le 4 octobre 1845, dans le service médical de M. le médecin général Wolff. La percussion donna *un son éclatant dans les lobes supérieurs*, et, à l'auscultation, on trouva la respiration bronchique, surtout à droite. Au cœur, un bruit systolique. Pouls assez fort, 104 pulsations. Appétit bon, langue propre; le ventre n'est pas distendu; il a été quelquefois douloureux. Les matières fécales sont toujours très difficilement rendues. — Dans les jours suivants, des picotements se font de temps en temps sentir dans la moitié droite de la poitrine; sensation de déchirement dans les épaules; nuit sans sommeil; toux fréquente et forte; faiblesse toujours croissante. Il y a toujours un peu de constipation. Ces phénomènes persistant et s'aggravant toujours, la malade tomba dans un collapsus de plus en plus profond. Mort le 19 novembre, à huit heures du soir.

Autopsie au bout de trente-huit heures. Amaigrissement extrême du corps. Pas de traces d'œdème. Les deux poumons sont très adhérents à leur sommet; de chaque côté se trouve une grande caverne à parois épaisses, solides, lisses et mélanotiques, recouvertes sur leurs parties internes d'un exsudat friable, de consistance onctueuse, et contenant un pus sanieux, d'un jaune sale. En outre, la totalité des lobes supérieurs était entièrement privée d'air, solide, compacte, transformée en un tissu cicatriciel épais et mélanotique, criant sous le couteau, parsemée de nodosités tuberculeuses crétacées. Dans les lobes inférieurs, on ne trouva, en dehors de quelques dépôts tuberculeux, rien d'anormal. La muqueuse des voies respiratoires était assez normale, un peu rouge seulement dans les bronches les plus profondes et recouverte d'un mucus visqueux. L'artère pulmonaire du côté droit était complétement libre; seulement, en un point, sa paroi était tellement usée par la pression qu'exerçait un ganglion lymphatique bronchique atteint de mélanose, qu'on apercevait le pigment par transparence à travers son tissu. Du côté gauche, au contraire, s'étendait dans le tronc artériel principal un gros caillot assez peu adhérent, d'un blanc rougeâtre et d'aspect médulleux, remplissant en grande partie le vaisseau, ayant parfaitement à l'extérieur la forme d'un escalier, et présentant une surface dirigée obliquement. Il avait presque la grosseur d'une noix, des bords latéraux à facettes planes, et se prolongeait dans deux directions par deux branches principales qui chacune de son côté se continuaient par des prolongements analogues, assez compactes, d'un blanc rougeâtre, étaient peu adhérentes aux parois vasculaires et paraissaient, à leur extrémité, ovales et coupées obliquement. Le gros caillot reposait solidement sur sa base en arrière, au niveau de la bronche, où il recouvrait complétement plusieurs branches de l'artère pulmonaire. Il était creux à sa partie centrale, rempli par un liquide purulent, diffluent, presque blanc, tirant un peu sur le rouge, et se laissait facilement décomposer en plusieurs couches cylindriques concentriques, d'après les indications fournies par les degrés de l'escalier qu'il formait. En arrière, il se transformait en trois ou quatre caillots oblitérant des branches plus petites de l'artère. Situés aux environs de la caverne, les uns étaient en partie émiettés et libres, et se terminaient à la paroi de la cavité, en forme de petites saillies arrondies; les autres s'étendaient à la surface de la caverne sous forme de prolongements épais, compactes, proéminents, munis d'une base solide. Ceux-ci étaient formés par une masse en partie blanche et solide, en partie par une substance d'un jaune rougeâtre, transparente, semblable à de la gélatine solide, renfermée dans une enveloppe fibreuse, lâche, tuméfiée extérieurement. On ne trouva rien dans les autres branches de l'artère pulmonaire; toutes étaient complétement libres et exsangues; on n'y rencontra pas un seul caillot récent.

Le cœur était un peu petit et flasque; les valvules étaient normales; seulement la valvule mitrale était renflée sur son bord et présentait une série de végétations rougeâtres en forme de chou-fleur, assez compactes et fortement adhérentes. Sang cohérent, un peu noir dans le cœur.

Crâne normal; sinus complétement sains, remplis d'une certaine quantité de caillots d'un rouge sombre, cohérents, couenneux à leur superficie; un grand nombre de granulations de Pacchioni dans le sinus longitudinal supérieur. Enveloppes et substance du cerveau normales, ainsi que les ventricules.

Foie flasque, pâle, d'un jaune-brun sale, finement granuleux; vésicule biliaire modérément distendue par une bile diffluente, d'un jaune clair. Rate de grosseur normale; sa capsule est en partie changée en un tissu aponévrotique compacte, demi-cartilagineux, et en partie ponctuée par des taches mélanotiques; au milieu de sa surface externe se trouve un point présentant par transparence une coloration sombre, modérément proéminent, et formant une saillie arrondie; en incisant, on trouve une nodosité dure, arrondie, d'un rouge sombre, qui est transformée en quelques points en une masse cicatricielle résistante présentant des dépôts d'un jaune d'ocre; dans la partie inférieure de la rate quelques petits exsudats sont en outre disséminés. Reins normaux, un peu infiltrés en quelques points. Vessie normale. Il en est de même de l'utérus; seulement, vers sa portion cervicale, il présente un polype ayant la forme d'une sphère aplatie, reposant sur une large base, compacte, fortement vascularisé, renfermant de petites vésicules (des glandes augmentées de volume) et s'enfonçant directement, ainsi qu'on put s'en assurer en incisant, dans la substance de l'utérus. Les ovaires et les trompes sont remplis d'un grand nombre de petits kystes. Estomac assez petit; près de la petite courbure, sur la face postérieure, un ulcère perforant, un peu plus grand qu'un silbergros (monnaie d'argent valant 0 fr. 11 c.), en forme d'entonnoir, uni au pancréas par un exsudat solide, plissé postérieurement en forme d'étoile, de sorte qu'il existait sur la face interne, à côté de l'ulcération, un sillon correspondant, aplati, vascularisé; les bords de l'ulcère étaient élevés, renversés, traversés çà et là par un tissu cicatriciel se rapprochant du tissu fibreux; la cavité n'avait dans la séreuse que la grosseur d'un grain de chènevis, celle-ci recouvrant encore, malgré cela, le fond de l'ulcération. Dans l'intestin grêle, surtout dans le voisinage de la valvule, on trouvait une série d'ulcérations tuberculeuses, pour la plupart en voie de cicatrisation.

L'aorte est très large à sa courbure; à son commencement se trouve une dégénérescence athéromateuse très avancée de la membrane interne; il existe dans l'aorte descendante et dans les artères cérébrales une métamorphose graisseuse, et dans l'artère vertébrale un petit anévrysme. Les veines présentent fréquemment des points épaissis et athéromateux, ainsi notamment la veine cave inférieure au-dessous du foie et la crurale des deux côtés, au-dessous du ligament de Poupart; la crurale gauche, après son passage à travers le muscle grand adducteur est très élargie, inégale, d'un jaune sombre. Les veines caves inférieures et supérieures, rénales, iliaques, hypogastriques, fémorales, jugulaires, sous-clavières, axillaires, azygos, sont libres, seulement dans la poplitée droite se trouve un caillot ancien, ayant la forme d'un cylindre conique à pointe ovale, arrondie, flottant librement. Ce caillot était long de près de 3 pouces ; il présentait une couleur de chair très claire, un peu sombre à la pointe ; il était très résistant et sec, parfaitement solide, n'adhérant fortement à la paroi vasculaire que par des points isolés. A sa suite, plus bas, se trouvait un cordon résistant, ayant la couleur du minium, puis un simple dépôt jaunâtre sur la paroi vasculaire, et enfin un caillot d'un rouge sombre, n'oblitérant pas complétement le vaisseau.

Quelle possibilité y a-t-il, dans ce cas, d'arriver à un résultat certain dans la recherche de l'origine du gros caillot qui occupait l'artère pulmonaire? Ce qu'il y a de sûr, c'est qu'il existait un caillot dans les veines fémorales; mais ce caillot différait extrêmement, par son âge, de celui qui se trouvait dans l'artère pulmonaire. Son extrémité, parfaitement ovale, était en forme de coin; et la branche qu'il occupait n'avait point un calibre assez considérable pour avoir pu fournir le caillot qui obturait l'artère pulmonaire. D'un autre côté, nous savons, depuis Laënnec et Meckel, que les vaisseaux qui parcourent et avoisinent les tubercules et les cavités tuberculeuses sont souvent oblitérés, ce qu'il serait facile de démontrer tous les jours, mais ordinairement nous ne voyons pas les oblitérations s'étendre aussi loin dans la direction du tronc principal, sauf dans les cas où les altérations du poumon sont énormes. En tous cas, Schröder van der Kolk (*Obs. anat. pathol. et practici argum. Amstelod.*, 1826, I, p. 74) trouva un poumon tout entier transformé en caverne, et, en même temps, une telle oblitération des artères et des veines, qu'un stylet ne pouvait pas être introduit dans les poumons à plus d'un demi-pouce. Quelle que soit la supposition que l'on puisse faire sur la façon dont les choses se sont passées dans notre cas, qu'on le fasse dépendre du déplacement d'un caillot ou d'une oblitération secondaire, consécutive à la tuberculose (1), il ne reste plus rien, en tous cas, qu'une coagulation consécutive du sang autour d'un caillot primitif ou secondaire, laquelle coagulation consécutive a, de son côté, éprouvé, au contact du courant sanguin qui venait battre contre elle, les modifications que nous avons appris à connaître dans les coagulations surajoutées. Mais il se pourrait qu'un diagnostic précis fût à peine possible, puisque le cas sur lequel on a à décider peut très bien être complexe.

Il me reste maintenant à discuter la possibilité d'une coagulation spontanée primitive du sang dans l'artère pulmonaire elle-même, cette sorte de formation ayant été considérée comme certaine par des savants d'un grand mérite. Une coagulation semblable devrait être parfaitement l'analogue de celles que nous avons vues se développer spontanément dans les veines de la grande circulation et dans le cœur droit, et, par suite, les causes qui président au développement des coagulations de ce genre, devraient, dans un cas comme dans l'autre, être les mêmes. Je ne parle ici, bien entendu, que de l'existence des caillots primitifs proprement dits, de ceux dont la formation est indépendante de lésions antérieures du parenchyme pulmonaire ou des parois des vaisseaux, et je déclare d'avance que je ne prétends point attaquer la possibilité en général d'une coagulation du sang dans l'artère pulmonaire, mais seulement la possibilité de la formation de caillots identiques à ceux des veines de la grande circulation, dans

(1) Une troisième hypothèse serait peut-être la coagulation spontanée du sang sur un point de l'artère pulmonaire aussi usé que le point qui se trouvait de l'autre côté, coagulation dont la formation pourrait être analogue à celle du caillot qui se trouvait sur la valvule mitrale. Comme j'ai l'intention de discuter cette hypothèse avec le même soin que les autres, je ferai seulement remarquer ici que la masse obturatrice qui se trouvait dans les vaisseaux les plus petits était manifestement plus ancienne que le gros coagulum.

des conditions semblables, ou, comme on dit, par l'action des mêmes causes. Si semblable chose était possible, elle réduirait à néant une assertion que j'ai antérieurement avancée, et que je maintiens encore maintenant, à savoir, *que dans tous les cas où des caillots anciens, primitifs, ont été trouvés dans l'artère pulmonaire, il est possible de retrouver dans les veines, par des recherches faites avec soin, le point d'où ils proviennent; qu'ainsi, jamais on ne rencontre de caillot pulmonaire sans qu'il existe un caillot veineux, et que la présence du premier est une preuve certaine de l'existence du second.* Je rapportais alors un cas dans lequel on ne trouve pas le caillot veineux correspondant, et j'essayais de l'interpréter à l'aide d'une observation analogue qui existe dans la littérature. Mais, depuis cette époque, les résultats positifs que j'ai obtenus dans mes recherches sur l'existence du caillot veineux se sont tellement accrus, que je ne considère plus ce cas comme démonstratif, et que je tiens pour exacte la loi que je formulais, en la prenant dans son sens le plus large.

Rokitansky (*Spec. pathol. anat.,* 1844, 1, s. 529) dit : « Dans le système de l'artère pulmonaire, les phénomènes indiquant l'inflammation des grosses branches sont très rares et doivent très vraisemblablement être considérés comme l'expression de processus secondaires, causés par des coagulations spontanées du sang, ainsi comme l'expression d'une phlébite secondaire. » Comme exemple à l'appui, et on regrette de n'en pas trouver dans le grand ouvrage de Rokitansky, existent les deux cas suivants, qui sont cités dans le rapport de Lautner sur l'Institut anatomo-pathologique de Vienne (*Zeitschr. d. k. k. Gesellsch. der Aerzte in Wien.,* 1844. 1. 8. s. 157). — I. Coagulation spontanée du sang dans la branche gauche de l'artère pulmonaire et dans les ramifications veineuses du rein gauche chez un enfant trouvé, âgé d'un mois: Rougeur et sécrétion purulente des deux conjonctives, perforation ulcéreuse de la cornée de l'œil droit, avec perte du corps vitré ; il en résultait que la choroïde, présentant une injection d'un rouge clair et dépouillée de son pigment, offrait une tuméfaction formant des nodosités et était recouverte d'un exsudat d'un blanc sale (1). Entre la sclérotique et la choroïde, infiltration gélatineuse des lamina fusca. — II. Apoplexie capillaire dans l'épaisseur de la corne postérieure du ventricule gauche du cerveau (l'état du sinus n'est pas donné). La branche gauche de l'artère pulmonaire dans le hile du poumon et les ramifications veineuses du rein gauche sont obstruées et oblitérées par des caillots fibrineux rougeâtres et friables. Le rein gauche est tuméfié, congestionné, et présente une coloration d'un rouge sombre. Ainsi, voici deux cas dans lesquels les caillots pulmonaires coexistent avec des oblitérations des veines rénales. — Maintenant, pour ce qui est de la coagulation spontanée du sang dans la phlébite secondaire, elle est, d'après Rokitansky (*l. c.*, s. 643) « la suite d'une altération de la masse du sang, soit spontanée, soit causée par l'introduction de divers produits de stase et d'inflammation formés dans l'intérieur du système vasculaire ou en dehors de lui, altération qui atteint en différents points, dans le second cas, aux distances les plus diverses des lieux d'infection, à un degré tel, que la colonne sanguine se coagule plus ou moins rapidement, avec séparation plus ou moins complète de la fibrine. » Cette opinion est aussi dogmatique que possible. Rokitansky, qui, en observant avec plus de calme, ne put méconnaître que ces coagulations se produisaient « sans qu'il y eût traces d'inflammation au lieu et place qu'elles occupaient, » et que « s'il existe une inflammation du vaisseau, le degré d'intensité et la

(1) Au-dessous d'*exsudat* Lautner a glissé, entre parenthèses, le mot rétine avec un point d'interrogation, ce qui augmente singulièrement la singularité du rapport. Je ne veux point non plus rechercher s'il ne faudrait pas peut-être écrire dans le second rapport ces mots : épaisseur de la corne postérieure, avec un point d'interrogation.

période de cette inflammation n'autorisent pas à admettre que c'est elle qui a causé la coagulation existante en recouvrant d'une couche d'exsudat la face interne du vaisseau, ». — Rokitansky, dis-je, n'a pu se garder d'une hypothèse introduite par des savants français, à une époque déjà ancienne, et d'après laquelle on regarde la coagulation du sang comme causée par l'introduction, dans sa masse, des produits de l'inflammation. Cependant, jusqu'à présent, il n'existe pas un fait bien certain qui vérifie cette hypothèse. Dans aucune expérience, on n'a pu arriver à des résultats semblables, quoiqu'il n'existe peut-être pas une série de recherches dans laquelle la qualité des moyens employés ait été plus variée que dans les injections faites dans les veines; aucun fait anatomique n'est tel qu'il ne puisse recevoir une autre interprétation. Je ne puis m'arrêter ici à discuter tout au long cette question, et je crois d'autant mieux pouvoir me dispenser de combattre cette hypothèse appliquée à l'artère pulmonaire, qu'elle a été réfutée à peu près sur tous ses points dans des travaux français plus récents. Mais puisque Rokitansky considère comme une affection très rare, la coagulation du sang dans l'artère pulmonaire, il est nécessaire que je renvoie à mon premier travail, où j'ai montré que l'oblitération de cette artère est certainement une des lésions que l'on rencontre le plus fréquemment. A l'amphithéâtre de l'hôpital la Charité de Berlin, 8 ou 10 cadavres sur 100 présentaient en moyenne cette altération.

James Paget a l'avantage d'être le premier à avoir bien compris la question et à l'avoir formulée. Il a distingué (*Lond. med. Gaz.*, 1844, april; *Froriep's, N. Notizen*, 1844, juni, N. 657), dans les caillots qui se forment dans l'artère pulmonaire, ceux qui constituent la lésion primitive de ceux qui ne représentent qu'une altération secondaire, et il a publié trois cas où des caillots situés dans des branches de second et de troisième ordre, étaient la seule cause de la mort. Dans le premier se trouvaient des sortes de liens et de cordons organisés, pâles et résistants, qui adhéraient fortement aux parois de l'artère. Dans le second, il n'y avait pas traces d'inflammation antérieure dans l'artère pulmonaire ou dans ses branches, qui étaient complétement normales et présentaient seulement, en quelques points de leur membrane, des dépôts jaunâtres. Dans le dernier, on trouva de nombreux dépôts fibrineux sur les valvules de l'artère pulmonaire, avec excroissances verruqueuses et exulcération de la partie sous-jacente de l'artère; l'aorte ne possédait que deux valvules. — Ces communications, qui furent d'abord faites à la Société royale de médecine et de chirurgie, et publiées dans ses mémoires (1844), furent bientôt suivies de nouvelles présentations, qui furent faites dans la séance du 24 juin 1845 (*The Lancet*, 1845, juli II, 1). Un homme de 55 ans était traité pour un rétrécissement du canal de l'urèthre; son état général était très bon, et jusque là il ne s'était jamais plaint de souffrir dans la poitrine. Un après-midi, pendant lequel il se trouvait en apparence très bien, il tomba de son lit, et mourut en moins de deux minutes. On fit l'autopsie avec soin et on ne trouva rien autre chose qu'une oblitération de presque toutes les grosses branches de l'artère pulmonaire par des caillots anciens, diversement altérés et colorés. En d'autres points, le sang était liquide, ou mou et fraîchement coagulé; les reins étaient légèrement granuleux, mais cependant aucun organe ne présentait d'altération notable. Paget considère comme cause de cette coagulation, qui, à vrai dire, s'était produite il y avait longtemps déjà, un état morbide qui modifie de telle sorte la constitution du sang, que l'adhésion entre les parois vasculaires et ce liquide devient plus considérable, adhésion qui du reste représente, dans l'état sain, la plus grande résistance qu'ait à surmonter le cœur. Il pense que la présence de l'urine pourrait faire naître cette condition; tout au moins dans trois des cinq cas qu'il a observés, les reins étaient-ils granuleux. — Si l'urée avait réellement la propriété d'accroître l'adhésion du sang et des parois vasculaires, ce serait un fait précieux pour la doctrine de l'urémie, qui commence maintenant à s'établir en Allemagne. Malheureusement, nous ne possédons encore aucun fait bien démonstratif sur ce point. On trouve très souvent, au contraire, quand les reins sont granuleux, des oblitérations veineuses aussi bien dans les vaisseaux abdominaux que dans les veines rénales, et celles qui existent dans ces dernières ne dépendent pas probablement de la grande quantité d'urée que présentent les veines rénales, mais de l'inperméabilité plus ou moins grande des capillaires des reins qui annulent la puissance suivant laquelle le sang devrait être lancé dans les veines. Je ne puis dire, avec le résumé dont je me sers, si, dans les cas décrits par Paget, les veines ont été examinées. Je me contente donc de rapporter simplement le fait, d'autant plus qu'on ne peut pas demander que toute hypothèse soit réfutée par des recherches expérimentales, et que, en outre, une hypothèse n'a droit à être prise en certaine considération qu'autant que les faits connus ne l'ont pas dépassée.

Bouchut (*Gaz. méd.*, 1845, n° 16), qui a vu deux cas d'oblitération de l'artère pulmonaire, comprend leur production de la même manière que celle des caillots veineux dans la prétendue *phlegmasia alba dolens* non puerpérale, qu'il a d'abord établie être une oblitération veineuse spontanée, en prenant l'expression dans son sens le plus large, et qu'il a suivie avec soin dans son développement. L'analyse que Bouchut a faite de ces faits est en tous points une explication plus exacte et plus nette des cas de ce genre, qui avaient déjà été observés par John Davy (*Edimb. med. and surg. Journ.*, 1839, april) et par Gulliver (*Med. chir. Transact.*, 1839, p. 146), dont il paraît avoir ignoré les recherches. Davy fait voir surtout la fréquence étonnante de ces coagulations, qu'il a rencontrées dans le cœur, dans l'aorte, dans les veines des extrémités inférieures, dans les veines cave, porte et rénale, dans les vaisseaux pulmonaires et dans les sinus du crâne ; il les a surtout observées chez des gens souffrant depuis longtemps d'affections chroniques diverses et ayant présenté dans les derniers jours de leur existence une grande prostration des forces et un ralentissement de la circulation. Ces cas, dit Gulliver, forment, pour une forte proportion, ceux qui sont généralement rangés sous le titre de phlébite suppurative. Bouchut rapporte de même à des causes de cachexie l'oblitération veineuse, qu'il distingue, du reste, complétement de la phlébite proprement dite : Hasse (*Pathol. anat.*, I. S. 41) avait déjà tenu en partie la même conduite. « L'état dans lequel se trouve un individu souffrant d'une maladie chronique est la cause de la coagulation du sang veineux. — Qu'importe, en effet, telle ou telle altération, puisque nous devons la ramener à un état où elle détermine la cachexie et le marasme. Or, le marasme et la cachexie sont partout les mêmes. » — La question est encore bien comprise dans la Revue hebdomadaire de la *Gazette des hôpitaux*, 1846, mars, n° 34. Puisque la grossesse est comparable à une cachexie, il y a une certaine analogie entre le développement de la *phlegmasia alba dolens* puerpérale et celui de la phlegmasie non puerpérale. D'après les analyses d'Andral et de Gavarret, toutes les cachexies seraient caractérisées par la diminution des globules rouges du sang, l'augmentation de l'eau et l'augmentation relative de la fibrine dans le sang, tandis que dans la grossesse l'augmentation que présente cette dernière substance est absolue. Cette augmentation du chiffre de la fibrine expliquerait la tendance du sang à former des coagulations, qui se produisent chez les femmes en couches pendant la délivrance, par suite de la pression qu'exerce la tête de l'enfant, hypothèse dont la vraisemblance s'est jusqu'à un certain point accrue depuis l'époque où M. Velpeau (*Arch. génér.*, 1824, t. IV, p. 220) l'a pour la première fois signalée à l'attention. Chez les cachectiques, continue ensuite le rapporteur, une cause efficiente de ce genre fait défaut, et puisque la douleur est un symptôme très fréquent, il devrait (?) aussi exister de l'inflammation, qui ne s'explique pas par l'oblitération seule. Si on néglige la dernière remarque, dont la provenance ontologico-mystique se reconnaît, du reste, à quelque chose d'insolite, on peut, en somme, accepter les explications données dans cette argumentation. *En général, le ralentissement ou l'arrêt complet du courant sanguin paraît être cependant la condition capitale de la coagulation du sang dans l'intérieur des vaisseaux; et l'augmentation relative ou absolue de la fibrine dans le sang, qu'elle soit générale ou locale, la condition seulement secondaire de cette coagulation.* Si on laisse se produire préalablement la stagnation directe, on voit les coagulations spontanées ne se produire, au milieu des circonstances indiquées, que dans les veines, dont le sang coule sous une pression plus faible que celui des artères, et d'une façon prédominante dans les veines qui, éloignées du cœur, ont un gros calibre et des parois rigides; une coagulation semblable ne se produit pas, et même on peut dire pas une seule fois, dans les artères, quoique presque toutes les veines d'une extrémité soient souvent remplies de caillots solides. Le sang, même dans les artères les plus éloignées, possède encore toujours une rapidité et un état tels, que les coagulations spontanées produites par le simple ralentissement du courant sanguin ne s'observent dans sa masse, que lorsque des pointes font directement saillie dans cette dernière (pointes calcaires de l'aorte, valvules du cœur, etc.). Ainsi, par exemple, il est exceptionnel que, dans une incrustation calcaire totale des parois vasculaires, assez puissante pour ralentir tellement l'apport du sang dans une extrémité qu'il s'y développe de la gangrène sèche, on rencontre des caillots anciens dans la lumière des vaisseaux; j'ai toujours alors trouvé le sang encore liquide; et c'est tout au plus si j'ai quelquefois observé d'anciens caillots dans une branche d'une petitesse extrême. Cette distinction entre la circulation du sang veineux et celle du sang artériel établie, recherchons jusqu'à quel point elle est applicable à l'artère pulmonaire.

L'artère pulmonaire *(vena arteriosa)* emporte le sang veineux du cœur dans des parois artérielles, et n'a ainsi pas d'autre analogie avec les autres veines du corps que son contenu. Le sang coule dans cette artère grâce à l'impulsion que lui donne le cœur droit tout entier, et chaque contraction renouvelle l'impulsion. Dans les veines, au contraire, c'est, en partie au moins, l'inverse qui se produit, car, jusque dans la veine jugulaire, la contraction du cœur droit a pour effet de faire refluer le sang (Poiseuille). Au contraire, l'influence favorable des mouvements d'inspiration sur le mouvement du sang, influence qui a été démontrée dans une partie des veines du corps par les recherches de Haller et de Poiseuille, doit s'exercer aussi sur les artères du poumon. Ce fait que les poumons dilatés et placés ainsi sous une pression qui atteint ou dépasse la pression d'expiration habituelle, sont moins facilement pénétrés par des injections anatomiques que des poumons affaissés (Haller, *loc. cit.*, p. 73), ce fait, disons-nous, paraît démontrer qu'il se produit, en effet, un allongement réel des vaisseaux, ainsi que l'ont avancé Haller et Mendelssohn (1), et que la cessation de la pression que produit l'acte

(1) Mendelssohn, qui est arrivé à cette opinion par un syllogisme, paraît s'imaginer qu'il se produit un allongement direct, une distension des vaisseaux. Haller, qui a observé la marche du phénomène sur des grenouilles avec la patience qu'il apporte habituellement dans ses expérimentations, décrit le fait de la manière suivante dans son bel ouvrage sur la circulation, oublié, paraît-il : « L'on voit d'abord, il est vrai, et on le voit très distinctement dans ces animaux, que dans le temps de l'expansion du poumon son artère principale, qui en parcourt toute la longueur et qui jette des rameaux de part et d'autre, devient presque droite, et laisse une grande facilité au cours du sang; au contraire, dans le temps de l'affaissement de ce viscère, l'artère se trouve repliée, serpentante, et laisse peu de facilité au cours du sang. » (*Deux mém. sur le mouv. du sang*, p. 47.) Et plus loin : « Quand l'animal enfle le poumon, toutes les artères de ce viscère s'allongent. Un moment après, l'animal fait sortir en un instant tout l'air de ce poumon, et alors les artères se replient sur elles-mêmes. » (*Exp.* 86, p. 225.)

expiratoire n'est pas la seule cause active. L'accomplissement complet des mouvements d'inspiration peut donc, en réalité, exercer une grande influence sur la circulation du sang de l'artère pulmonaire. Mais cette influence doit être regardée comme étant beaucoup plus faible que ne le croit, par exemple, Mendelssohn, puisque Poiseuille a déjà établi, contrairement aux assertions de Barry, que lorsqu'on ouvre la cavité thoracique et qu'on entretient une respiration artificielle, la pression à tergo est constante (dans l'inspiration et l'expiration), que l'influence des mouvements respiratoires sur les veines du bas-ventre est inverse, et que, enfin, cette influence a complétement disparu dans les veines des extrémités. La force grâce à laquelle le sang se meut dans le canal complétement artériel de l'artère pulmonaire, est donc principalement la pression qu'exerce la contraction du cœur droit; la facilité avec laquelle le sang pénètre dans les capillaires repose sur l'allongement et le redressement des artères, déterminés par la cessation de la pression qu'exerce l'expiration. Les artères pulmonaires se comportent donc, en somme, absolument comme les autres artères du corps.

Bichat, à propos de la rapidité du cours du sang dans l'artère pulmonaire (*Anat. génér.*, Paris, 1801, I, p. 538), raisonne de la façon suivante: Le sang de l'artère pulmonaire se distingue essentiellement du reste du sang artériel, par ceci, qu'il n'éprouve aucune de ces déviations que font subir à ce dernier, dans les capillaires du corps, les phénomènes de sécrétion, de nutrition et de sécrétion; il ne sert à l'accomplissement d'aucune fonction spéciale; il n'a qu'une seule direction, qui est inverse de celle des veines pulmonaires. Le sang, plus rapproché du cœur, peut donc parcourir sa route à travers les poumons beaucoup plus rapidement qu'à travers le corps, et, de cette sorte, la disproportion entre la capacité des capillaires du poumon et la capacité de ceux du corps se trouve compensée; il n'y a pas rapidité plus grande du mouvement, mais arrivée plus prompte au but. Haller avait déjà fait sur ce sujet beaucoup d'observations directes. Il dit (*loc. cit.*, p. 47): « L'inégale vitesse de la circulation chez les animaux soumis à l'action du froid paraît avoir été la raison pour laquelle Hales a cru que dans les poumons d'une grenouille ce mouvement était 43 fois plus rapide que dans les muscles. Je n'ai jamais trouvé pour ma part qu'il y circulât avec une rapidité plus grande que dans le mésentère; j'ai seulement bien vu que sa vitesse était moindre que celle du sang qui jaillit d'une artère ouverte. » La rapidité de la circulation ne semble donc pas être dans les vaisseaux pulmonaires, autre que dans ceux du reste du corps; tout au moins, la dernière remarque de Haller permet-elle quelques doutes, car il doit être évidemment très délicat de déterminer et de comparer, à la simple vue, la rapidité du jet de sang qui s'échappe d'une artère.

Si donc il est vrai, comme nous l'établissions antérieurement, que le ralentissement de la circulation est la condition capitale de la coagulation spontanée du sang dans les veines du corps; d'autre part, il est raisonnable, et conforme aux faits, de n'appliquer cette loi qu'aux veines pulmonaires. Quelques observations tendent, en effet, à établir la possibilité du développement de caillots dans les veines pulmonaires.

Robert Lee (*Med. chir. Transact. XIX*) trouva, chez une femme de 20 ans qui, cinq jours après la naissance de son premier enfant, fut prise de dyspnée et de douleurs dans le côté gauche de la poitrine et dans tout le bas-ventre, puis ressentit une fièvre vive, éprouva plus tard de la toux et une expectoration muqueuse, et mourut un mois après l'accouchement; Robert Lee trouva, disons-nous, des caillots tombés en suppuration dans les veines caves, iliaques et utérines; les troncs veineux du lobe inférieur du poumon gauche présentaient des traces d'inflammation; le tissu même du lobe était épaissi et d'un rouge sombre; de plus, les lobes moyen et inférieur, à droite, étaient hépatisés et leur enveloppe pleurale était recouverte d'une couche d'exsudat mou et jaunâtre. — Hasse (*Pathologie anatomique*, 1. S. 24) trouva une relation semblable après une phlébite causée par un cancer de l'utérus. — Le docteur Favel (*Transact. of the Provincial med. and surg. Association*, 1846, vol. XIV. — *The Lancet*, 1846, march I. II) étudia un prétendu asthme accompagné de suppuration et de gangrène chez les ouvriers de fabrique du Sheffield. Il trouva des tubercules, de petits corps comme des grains, qui étaient disséminés dans une grande étendue sur la surface et dans la substance des poumons, et de grosses *masses* en différents points du tissu pulmonaire, etc. Les corps semblables à des grains n'étaient autres, ainsi qu'il s'en convainquit par des recherches fréquentes, que les terminaisons élargies de veines qui renfermaient quelques-unes des parties constituantes du sang les plus solides. Souvent il trouva exactement les mêmes phénomènes dans d'autres cas où la congestion des vaisseaux pulmonaires était plus prononcée, et, avec le scalpel, il détermina leurs rapports. Les *masses* avaient une coloration tantôt grise, tantôt noire; d'une consistance extraordinairement solide dans quelques cas, dans d'autres, elles se laissaient facilement inciser. Il croit que, dans quelques cas, elles étaient constituées par un épanchement de sang dans le parenchyme du poumon, par une apoplexie pulmonaire; mais, la plupart du temps, elles se produisaient à la suite d'une pneumonie aiguë ou chronique. Pour cette raison, il considère la maladie comme une congestion ou une inflammation du parenchyme pulmonaire, qui donne lieu tantôt à une formation de tubercules, tantôt à une dégénérescence du poumon sans production tuberculeuse. Je ne puis décider jusqu'à quel point sont vrais ces faits remarquables; mais les suivants sont beaucoup plus incertains et soulèvent beaucoup plus de doutes. Otto (*Pathologie anatomique*, I. S. 35) trouva les veines pulmonaires enflammées par place, chez un singe mort de tubercules et d'inflammation pulmonaire, et chez un chien. Mais les signes d'inflammation pulmonaire qu'il indiquait en 1830 ne sont plus très convaincants aujourd'hui. — Rodet (*Journ. prat. de médecine vétérinaire*, 1826, ann. III, tome III, page 524) rencontra, en faisant l'ouverture d'un cheval âgé de 5 ans, dans une veine anormalement dilatée, au milieu d'une hépatisation ancienne de la partie moyenne et postérieure d'un lobe du poumon gauche, une production morbide, évidemment produite par un caillot fibrineux, mais d'une couleur tirant un peu sur le gris, longue d'environ 3 pouces, de 3 lignes de diamètre, possédant des vaisseaux propres, de structure fibreuse, et par suite analogue, au point de vue de la nutrition et de l'organisation, aux productions morbides accidentelles. Il rencontra dans ce même lobe trois infiltrations tuberculeuses considérables, un peu différentes de volume, en partie ramollies et remplies d'une masse purulente. Les ganglions bronchiques étaient seulement un peu gonflés, mais la muqueuse nasale était entièrement dégénérée et couverte d'ulcérations nombreuses. — Cette dernière observation, excellente en soi, fut justement recueillie à une époque où M. Velpeau venait de faire connaître ses recherches sur le cancer qui se développe dans les veines, et l'auteur crut avoir affaire à un cancer veineux primitif. Tant un simple fait peut être torturé, à l'époque où on le recueille, par l'opinion alors en vogue.

Ainsi, les vaisseaux pulmonaires se comportent, pour ce qui est de leur circulation, comme les autres vaisseaux du corps, et le sang paraît pouvoir se coaguler spontanément dans les veines du poumon comme dans les autres. Et même un ralentissement de la circulation des vaisseaux pulmonaires qui serait causé par une altération des valvules du cœur droit, devrait surtout intéresser les veines pulmonaires. Tous les faits semblent au moins parler en faveur de cette hypothèse.

Il y a encore une autre circonstance que l'on a invoquée pour expliquer la présence de caillots anciens dans les artères pulmonaires, à savoir, *la présence du sang veineux* dans ces vaisseaux. Cruveilhier (*Anat. pathol.*, livr. XI, p. 18, pl. II et III. — Livr. XXXII, p. 2, pl. V) décrit trois cas de phlébite puerpérale, dans lesquels on trouva une oblitération de branches importantes de l'artère pulmonaire par des caillots tombés en suppuration, et sur lesquels je reviendrai plus tard. Il considère cette lésion comme causée par une inflammation des membranes vasculaires, déterminée par l'introduction du pus dans les veines de la cavité du bassin et des extrémités inférieures, et il l'appelle phlébite pulmonaire. D'après lui, cette inflammation dans les poumons se rencontrerait toujours dans les artères et non dans les veines, ce qui prouverait que la phlébite n'est pas déterminée par la qualité des parois vasculaires, mais par la qualité du sang. Cruveilhier qui, comme on sait, considère surtout les veines comme étant le siége de cette inflammation, devait, en étant parfaitement logique, arriver à cette explication, qui renverse les arguments les meilleurs qui puissent être opposés à sa théorie de la phlébite. Mais que l'on ne tienne pas compte de cette explication, et tout son échafaudage artificiel s'écroule. J'essaierai de le démontrer dans un autre travail; ce sujet me mènerait maintenant trop loin. Cependant les expériences que je vais rapporter fourniront assez de faits pour servir à le prouver. L'hypothèse qui veut que le mélange du pus ou de toute autre substance *délétère* avec le sang cause une coagulation de ce liquide, est complétement insignifiante pour moi; j'appuie cette assertion sur la loi fondamentale que j'ai déjà établie, à savoir qu'une simple hypothèse ne peut en aucune façon prétendre à ce qu'on l'oppose à une démonstration régulière et basée sur des faits. Mes preuves reposent simplement sur la façon de se comporter, déjà mentionnée, des corps qui oblitèrent l'artère pulmonaire, sur les rapports qui existent entre eux et les caillots obturateurs des veines, et sur la démonstration expérimentale de ces rapports; elles montrent suffisamment, à mon avis, l'impossibilité du développement de caillots de cette nature par une coagulation se faisant aux lieu et place.

Les caillots se trouvent au point de bifurcation ou enclavés dans la continuité d'une branche. En avant et en arrière du lieu qu'ils occupent, le vaisseau est plus ou moins libre. Comment une semblable condition pourrait-elle se produire, s'il y avait simple coagulation du sang veineux? Il est vrai qu'on m'a objecté que les éperons qui se trouvent au point de division des artères devaient, d'après les lois physiques, repousser le sang qui vient frapper contre eux, et que, comme de nouvelles portions de sang étaient en même temps lancées en sens inverse de ce reflux, il devait être possible qu'il se formât une couche stagnante qui pourrait se coaguler spontanément. Cette hypothèse fût-elle vraie, elle n'expliquerait pas encore les cas où le caillot obturateur se trouve enclavé dans le milieu d'une branche; toutefois, on pourrait très bien songer à une coagulation et à une adhérence partielle du caillot sanguin en ce point, analogues à celles qu'on doit se figurer pour les végétations des valvules du cœur. Mais Weber a renversé l'ancienne hypothèse, qui voulait que la grandeur de l'angle sous lequel les branches des vaisseaux se séparent de leurs troncs eût une influence sur la vitesse de la circulation. Dans les tuyaux où le liquide supporte de tous côtés la même pression, il s'échappe avec une force égale, suivant toutes les directions (*Müller's physiol.*, 1838, I. S. 209). Il devrait être possible de démontrer l'existence de la même condition pour des vaisseaux plus petits, et Haller dit expressément (*loc. cit.*, p. 85): « Je n'ai pas remarqué que les angles diminuassent la rapidité du courant sanguin. — C'est sans effort et sans ressaut, que se fait la rétrocession des globules sanguins contre l'éperon qui se trouve au lieu de division des deux veines, et, de cet éperon, ils passent dans le rameau sans changer de figure, et continuent leur route naturelle. — Et, dans le fait, si les choses se passaient comme dans la formation des végétations valvulaires, on devrait trouver quelquefois, sur les éperons des divisions de l'artère pulmonaire, des coagulations, analogues de forme et de volume à ces végétations, tandis qu'on trouve toujours de gros caillots au point de division des grosses branches, et de petits caillots à la bifurcation des petites. Lors même qu'ils sont déjà fortement ratatinés, on peut encore, la plupart du temps, reconstruire, par la pensée, leur ancien volume conforme à celui du calibre du vaisseau. Je n'ai jamais vu, au premier point de division de l'une ou de l'autre des branches de l'artère pulmonaire, de petites végétations en forme de chou-fleur ou de crête de coq (végétations verruqueuses), bien que j'aie rencontré assez souvent de gros caillots en ce même point. Il arrive que, comme dans ma quatrième observation, des ganglions bronchiques mélanotiques et indurés, situés dans le hile du poumon, usent assez, par leur pression, les parois de l'artère pulmonaire pour que l'on aperçoive d'abord le pigment par transparence et que, enfin, le ganglion traverse réellement la paroi vasculaire et vienne en contact avec le courant sanguin; mais, même dans ce cas, je n'ai vu aucune coagulation se produire. Je ferai remarquer ici, par anticipation, que des caillots semblables se rencontrent bien aussi au point de division des artères du corps, mais j'espère pouvoir démontrer, dans un travail ultérieur, que *la présence de ces caillots s'explique par un transport analogue, mais en sens inverse, et non par une coagulation aux lieu et place,* de sorte que, eux non plus ne peuvent en aucune façon servir de preuves à la formation primitive *in loco* des caillots pulmonaires. — Il y a enfin une circonstance qui paraît surtout être propre à démontrer l'invraisemblance de cette formation. J'ai vu plusieurs cas où, dans certaines branches de l'artère pulmonaire, les caillots obturateurs avaient subi une transformation rétrograde de telle nature, qu'ils formaient dans la lumière du vaisseau une sorte de tissu caverneux ou présentaient quelqu'une de ces formes que Rokitansky décrit comme étant une oblitération incomplète des veines après la phlébite (*Path. anat.*, I. S. 640). Dans d'autres branches, au contraire, s'enfonçaient des caillots encore tous récents (voyez obs. V). Si la coagulation du sang se produisait dans l'artère pulmonaire elle-même, à la suite du ralentissement de la circulation, n'aurait-elle pas dû survenir dans le vaisseau incomplétement oblitéré, où le courant sanguin devait éprouver la résistance la plus grande ?

Le siége des caillots montre donc très clairement qu'il ne faut pas chercher dans le sang veineux en lui-même et dans le ralentissement de son cours des preuves d'une coagulation se faisant aux lieu et place. Et même la comparaison si favorable que l'on a faite avec les végétations valvulaires fait voir, au contraire, que ces végétations survenant principalement, comme on sait, du côté artériel du cœur, sont formées par le sang des artères. Toute condition qui augmente l'attraction moléculaire entre le sang et les parois vasculaires n'est pas aussi bien applicable aux gros vaisseaux qu'aux petits et qu'aux capillaires, car c'est dans ces derniers que, relativement à la masse du sang, la surface de la paroi vasculaire est la plus étendue, et que le contact entre le sang et la paroi est le plus parfait. Les expériences de Magendie ont même suffisamment fait voir que, de quelque façon qu'on augmente la viscosité du sang, que ce soit en lui mélangeant de l'huile, de l'empois, ou tout autre liquide visqueux, ou en accroissant directement sa propre viscosité par l'ablation de sa fibrine ou par l'augmentation de sa quantité d'albumine ou d'eau, les effets de cet accroissement de viscosité se manifestent immédiatement dans les capillaires. Si donc les coagulations étaient produites par cette cause, on devrait les trouver évidentes surtout dans les capillaires, à partir desquels elles iraient en décroissant dans la direction des capillaires; or, ce n'est pas ce qu'on observe. L'hypothèse que fait Paget, relativement à l'urée, est doublement gratuite, puisque nous ne possédons, jusqu'à présent, aucun résultat qui prouve que l'urée, mêlée au sang, augmente sa coagulabilité, ou injectée dans les veines, rende plus considérable l'attraction moléculaire entre le sang et la paroi vasculaire. Ces deux résultats seraient, jusqu'à un certain point, contradictoires, puisque, la coagulabilité du sang (sa quantité de fibrine) étant en rapport direct avec sa vitesse de circulation, la facilité avec laquelle s'accomplit cette dernière devrait s'accroître en même temps qu'augmente la coagulabilité du sang. A mon avis, Paget aurait pu recourir avec beaucoup plus de raison à un autre caractère du sang dans la maladie de Bright; je veux parler de la diminution de ses parties constitutives solides, qui a été démontrée par les analyses d'Andral et de Gavarret, d'Ayres, etc. Poiseuille a fait voir que, si l'on remplace dans la veine jugulaire une certaine quantité de sang par un égal volume d'eau, l'impulsion du sang diminue dans la carotide; il attribue ces phénomènes, ainsi que Magendie, à la diminution de l'action du cœur, à l'affaiblissement de la contraction musculaire; mais ils pourraient tout aussi bien dépendre d'une augmentation de l'attraction moléculaire entre le sang ainsi modifié et les parois des capillaires pulmonaires, d'un obstacle au libre passage du sang à travers les poumons. Puisqu'on ne peut s'expliquer que par une telle condition le développement de l'hydropisie dans la maladie de Bright, l'augmentation de la quantité d'eau fût évidemment devenue pour Paget une hypothèse basée sur un plus grand nombre de faits; mais elle n'aurait pu démontrer ni une coagulation primitive dans les capillaires pulmonaires, ni une formation de caillots dans les grosses branches de l'artère.

La loi du transport de gros caillots sanguins parvenus à divers degrés de leur métamorphose, des veines du corps dans l'artère pulmonaire, me paraît être établie de la façon la plus positive par les raisons que j'ai exposées. Les conclusions, auxquelles j'étais arrivé par un calcul basé sur l'anatomie pathologique, ont été vérifiées par l'expérience. Ces conclusions s'appuient sur une étude exacte de la marche des phénomènes dans l'oblitération veineuse, et surtout de la formation du caillot formant prolongement, ainsi que sur un examen attentif des conditions dans lesquelles on rencontre les caillots obturateurs dans l'artère pulmonaire. Enfin ce sont là les premiers faits qui apportent à l'ancien mythe des métastases une base réelle.

II. — Suites de l'oblitération.

Lorsque je me demandais, dans mes recherches anatomo-pathologiques, quelles pouvaient être les suites de l'oblitération, et quelles étaient, parmi les modifications qu'elle détermine, celles qui sont accidentelles et celles qui sont nécessaires et constantes, je savais parfaitement que la réponse à cette question ne pouvait être donnée ni par la théorie, ni par l'observation seule, mais devait être déduite de la réunion sous le rapport de l'espace de certaines conditions. Les rapports physiologiques de l'artère pulmonaire, au milieu de conditions variées, sont même complétement inconnus. On a vu l'oblitération de cette artère dans la pneumonie et dans la tuberculose; on en a déduit la production de la gangrène pulmonaire, de l'infarctus hémoptoïque et des abcès métastatiques; on a enfin attribué à la même cause l'œdème pulmonaire. Mais on n'arrive, par les données anatomiques, à rien reconnaître de certain sur les relations de cause à effet qui peuvent exister entre l'oblitération de l'artère pulmonaire et ces altérations; la physiologie ne donne aucuns renseignements sur les différents points en question. Et, en effet, si la gangrène du poumon et l'oblitération de l'artère pulmonaire se présentent simultanément, comment pourra-t-on déterminer par l'anatomie laquelle de ces lésions a précédé l'autre? Il n'y a qu'un moyen possible de le reconnaître, c'est de recourir à l'expérimentation pathologique. Je me servis de ce moyen de déterminer le développement des altérations pathologiques, qui est si important et malheureusement presque entièrement négligé en Allemagne, d'autant plus volontiers que je pouvais espérer établir, grâce à lui, quelques points d'une importance plus générale sur la signification de l'artère pulmonaire vis-à-vis des modifications qui s'effectuent dans le poumon. Des questions soulevées à l'époque antique de la médecine allemande, et depuis longtemps oubliées, furent ainsi agitées de nouveau. L'oblitération de l'artère pulmonaire peut-elle causer la gangrène? La veine artérieuse participe-t-elle à la production de l'exsudat pneumonique? Ou les artères bronchiques sont-elles seules préposées à l'échange physiologique et pathologique des substances? Ces questions trouveront en grande partie leur solution dans les communications suivantes :

Ici l'auteur rapporte in extenso *ses expériences sur les animaux. Nous ne les reproduirons point, tous leurs résultats généraux et intéressants se trouvant rapportés et discutés dans la suite du mémoire. Nous dirons seulement, pour donner une idée des travaux de l'auteur et pour l'intelligence de ce qui va suivre, que les expériences se divisent en trois séries :*

I. Introduction de substances animales : a. *Introduction de caillots. Expériences I—V.* — b. *Introduction de caillots sanguins veineux. Expériences VI et VII. L'auteur rapproche des résultats obtenus dans ces deux dernières expériences, l'histoire d'une malade qu'il a eu occasion d'observer* (observation V). — c. *Introduction de morceaux de muscles. Expériences VIII et IX.*

II. Introduction de fragments de moelle de sureau. *Expériences X—XII.*

III. Introduction de morceaux de caoutchouc. *Expériences XIII—XX.*

Toutes ces expériences ont été faites sur des chiens.

Si nous rassemblons les résultats immédiats de ces expériences, nous trouvons que, jusqu'à un certain degré, les altérations consécutives sont identiques sous tous les rapports, mais qu'il se manifeste des différences essentielles dans leur développement ultérieur. Dans les trois séries d'expériences, on voit tout d'abord se former, dans le calibre du vaisseau, autour du corps que l'on a introduit, des coagulations sanguines semblables à celles que nous avons sommairement décrites dans la première partie; immédiatement ensuite apparaissent, dans les membranes vasculaires, et dans le parenchyme du poumon immédiatement en contact avec elles, certaines modifications que nous décrirons plus tard. Ces états ont leurs analogues chez l'homme. — Mais, à partir de ce moment, les phénomènes offrent la plus grande dissemblance. Tandis que les morceaux de caoutchouc ne déterminent aucune aggravation ultérieure dans les altérations, il se développe, à la suite de la pénétration de la moelle de sureau et des substances animales, les troubles les plus marqués. Cette différence si frappante fut d'abord inexplicable pour moi. Mes observations sur le cadavre humain ne m'avaient qu'exceptionnellement appris à connaître les altérations du parenchyme pulmonaire. Lorsque j'eus fait une série d'expériences avec des substances semblables à celles qui se rencontrent chez l'homme et que, dans tous les cas que je continuai d'observer pendant longtemps, j'eus trouvé les altérations les plus profondes du poumon, lorsque ces mêmes lésions se furent reproduites après l'introduction de fragments de moelle de sureau et de morceaux de muscles, il me parut à peu près certain, surtout en tenant compte des résultats antérieurs donnés par les injections de mercure, de poudre de charbon ou d'or, etc., qu'en toutes circonstances l'introduction de corps volumineux et solides dans l'artère pulmonaire devrait causer ces altérations. Cependant ce résultat se trouvait si peu en accord avec mes observations anatomo-pathologiques, que je ne pouvais m'empêcher de concevoir certains doutes. Dans mes premières expériences, j'avais apporté assez peu de soin dans l'application des sutures avec lesquelles je fermais la plaie du cou, et quelques-uns des animaux sur lesquels j'avais expérimenté, présentaient des signes évidents de maladies antérieures, notamment de diarrhée. Ces circonstances me parurent n'être pas sans importance pour l'infaillibilité de mes expériences. Mais des expériences ultérieures me montrèrent d'une façon évidente que, même lorsque la blessure était traitée parfaitement et que les animaux étaient complétement sains, les résultats concordaient. Il arriva alors, pour ainsi dire par hasard, que je fis choix de caoutchouc, dans le but d'étudier le détail des phénomènes. Je tuai les chiens chez lesquels j'avais introduit du caoutchouc, au bout de 17, 26, 40, 60 heures : il ne s'était rien produit. Et cependant j'avais constaté les altérations les plus manifestes 48 heures après l'introduction de fibrine provenant d'un cadavre, et 64 heures après celle de la moelle de sureau. J'attendis alors 86, 120 heures; l'affection pulmonaire fit défaut, bien que pas un des chiens chez lesquels j'avais déterminé l'oblitération à l'aide de caillots fibrineux ou sanguins n'eût vécu plus de 120 heures, et que tous ceux chez lesquels j'avais introduit de la moelle de sureau et des morceaux de muscles eussent présenté au bout de ce temps les signes morbides les plus manifestes. Je répétai alors les expériences avec la fibrine pure, la moelle de sureau et les morceaux de muscles, et elles donnèrent les mêmes résultats qu'auparavant; seulement, un fait important se révéla alors (Exp. XI, XII), à savoir, que la moelle de sureau, en raison de ses propriétés mécaniques, déterminait la perforation et la rupture de la paroi vasculaire. Après cette découverte, les altérations consécutives à l'introduction de la moelle de sureau devaient donc recevoir une tout autre interprétation, et, bien qu'elles perdissent par là toute valeur pour l'édification de la théorie de l'oblitération pulmonaire, elles présentaient cependant de l'intérêt, au point de vue de l'analogie de l'affection qu'elles causaient avec celles qui sont déterminées par des substances animales. — D'un autre côté, les expériences avec le caoutchouc montrèrent de la façon la plus évidente que, dans les autres expérimentations, les affections du parenchyme pulmonaire n'étaient pas, en quelque sorte, accidentelles, sans connexion aucune avec l'introduction du corps oblitérant; car, deux séries d'expériences ayant été faites simultanément, tous les chiens chez lesquels on fit usage du caoutchouc restèrent en bonne santé, tandis que tous les autres moururent.

Si donc on met tout d'abord de côté les expériences avec la moelle de sureau, les autres, au point de vue des altérations ultérieures du parenchyme pulmonaire, se divisèrent en deux groupes. Avec le caoutchouc, les altérations se limitent au bout d'un temps très court, car, dans aucune des expériences ultérieures, elles n'ont dépassé celles qui se rencontrent au bout de 40 heures (Exp. XV). Mais, avec toutes les substances animales, il se produit des altérations plus avancées. Etablissons-donc immédiatement en quoi elles ont consisté.

On trouve d'abord (Exp. I) le parenchyme solide, compacte, vide d'air, d'un rouge sombre, ni granuleux, ni proéminent, presque sec, laissant sortir par la pression un liquide sanguinolent (Exp. X). Cet état, envisagé anatomiquement, est évidemment l'hyperémie inflammatoire (l'engouement). L'examen microscopique paraît en outre indiquer quelque chose d'autre que ce qui est généralement connu, et je dois avouer que je fus d'abord très surpris. Lorsque j'eus porté la première goutte de liquide sous le microscope, j'aperçus d'abord les grosses cellules sombres qui sont complétement remplies de granulations graisseuses. Elles existaient en grand nombre dans le champ du microscope, et représentaient parfaitement ce que l'on désigne sous le nom de corpuscules d'inflammation (cellules granuleuses de Vogel). Étonné d'une production si rapide de ces formations, j'ajoutai un peu d'acide acétique, pour m'éclairer davantage sur la nature de ces corps. Pendant que l'acide acétique dissolvait les globules rouges du sang, qui étaient alors en grand nombre dans le champ du microscope, d'autres corps, que j'avais déjà remarqués auparavant, mais que je n'avais pas bien observés, se montrèrent davantage. C'étaient de grosses cellules, rondes et granuleuses, dans lesquelles apparurent, après l'action de l'acide acétique, de un à cinq noyaux, qui tantôt étaient séparés, et tantôt étaient soudés les uns aux autres et groupés de différentes manières. Ces cellules avaient donc les caractères morphologiques reconnus aux globules de pus. Cependant il était impossible que, dans de telles conditions anatomiques, une métamorphose de l'exsudat en pus eût déjà pu se produire. J'examinai alors le sang contenu dans le cœur, et j'y trouvai une énorme quantité des mêmes cellules; j'examinai ensuite des parties complétement saines du poumon, et partout j'y rencontrai en nombre les cellules à granulations graisseuses déjà mentionnées. Ainsi, d'après les idées histologiques admises, il se serait agi ici d'une pyémie confirmée et d'une pneumonie générale. Déjà, à l'occasion de mes premières communications sur l'oblitération de l'artère pulmonaire, je m'étais suffisamment expliqué sur l'impossibilité du diagnostic de la pyémie par le microscope; j'avais montré l'identité complète des globules incolores du sang et des globules de pus, et j'avais attiré l'attention sur les conflits qui se sont élevés à ce propos entre les observateurs. Auparavant déjà j'avais fait voir que les globules incolores du sang peuvent exister en quantité prépondérante dans le sang, qu'il peut en résulter un *sang blanc*. Ici, on a un exemple qui prouve que l'augmentation dans ces cas des globules incolores du sang peut causer l'apparence, au microscope, d'une infiltration purulente du poumon. Un examen comparatif et minutieux du sang est donc, dans de telles conditions, d'une nécessité absolue. En outre, chez les chiens, la quantité proportionnelle et la forme des globules incolores du sang varie extraordinairement. Quelquefois, malgré toutes les recherches possibles, je n'ai pu découvrir un seul globule incolore dans un caillot sanguin, tandis qu'à un autre moment, et chez d'autres individus, j'en rencontrais un grand nombre. D'autres fois, je les ai tous trouvés munis de trois à cinq et même jusqu'à sept noyaux, tandis que dans un autre cas, presque tous, sans exception, ne présentaient qu'un seul gros noyau rond et granuleux.

Pour ce qui est des prétendus corpuscules d'inflammation, ce sont simplement des cellules épithéliales, des vésicules pulmonaires remplies de graisse. Les vésicules pulmonaires de l'homme et des mammifères, sont, chez tous ceux au moins chez qui j'ai observé, revêtues d'un épithélium pavimenteux qui présente les plus grandes variétés de forme et de volume. Dans les poumons du fœtus humain mort-né, je l'ai vu très gros, plat, complétement lisse, transparent comme le verre, muni d'un noyau (rarement de deux) très distinct, relativement petit, légèrement granuleux (1). Déjà, chez les nouveau-nés, et plus encore chez les adultes, j'ai trouvé ces cellules beaucoup plus petites, souvent en connexion et alors pygonales, toujours obscurcies par un contenu granuleux et renfermant un noyau évident. Très souvent, et dans des conditions qui paraissent complétement normales, l'espace compris entre la membrane et le noyau se remplit d'une graisse finement granuleuse; plus tard, le noyau et la

(1) On ne peut le confondre ici avec l'épithélium à cils vibratils qui s'est gonflé et qui est revenu à sa forme vésiculeuse primitive. Tous les épithéliums peuvent, par endosmose, revêtir de nouveau leur forme globuleuse, et cette métamorphose, que j'ai vue subir aux cellules d'épithélium pavimenteux et cylindrique, est aussi démontrable pour les cellules à cils vibratils de la muqueuse bronchique.

membrane s'atrophient, et il ne reste plus que de simples globules, agrégats de granules de graisse. On peut suivre de même cette succession de phénomènes dans les cellules épithéliales des canalicules urinaires dans la maladie de Bright et dans les cellules de pus et de cancer en voie de transformation rétrograde; en outre, il n'est nullement rare de voir l'épithélium cylindrique de la vésicule biliaire et de l'intestin grêle, les corpuscules ganglionnaires, etc., se remplir peu à peu d'une graisse granuleuse. J'ai vu les cellules épithéliales des vésicules pulmonaires se remplir de granulations graisseuses, non seulement chez l'homme et le chien, mais encore chez le singe, l'ours, la chèvre, etc., dans des cas où les faits prouvaient de la façon la plus convaincante l'intégrité complète du poumon. Cette accumulation graisseuse, avec atrophie successive de la membrane et du noyau, qui, du reste, a quelquefois son point de départ dans le noyau, est la forme normale, générale de la métamorphose rétrograde des cellules. Cependant, nous ne voulons pas nier par là que la présence d'une grande quantité de ces cellules en voie de transformation rétrograde ne puisse avoir une certaine valeur et indiquer un état morbide, mais cela doit tout au moins faire voir que leur existence ne peut, en aucune façon, servir à prouver qu'il y a une inflammation ou des phénomènes analogues (1).

Malgré la présence des prétendus corpuscules d'inflammation et globules de pus, il n'existait point, dans mon cas, d'exsudat métamorphosé, mais seulement une hyperémie inflammatoire. Des points semblables se rencontraient aussi dans les autres expériences; seulement, quelquefois, on y rencontrait disséminées, ainsi que cela se voit dans un grand nombre de cas chez l'homme, quelques vésicules contenant encore de l'air. On vit seulement apparaître, comme altération immédiate, dans le parenchyme qui était d'un rouge sombre, des points plus pâles, plus secs et plus solides, d'un gris ou d'un blanc rougeâtre, qui s'accroissaient et devenaient en même temps plus blancs et plus opaques. Le microscope montrait que ces points étaient formés par des agrégats de vésicules pulmonaires remplis d'une substance homogène, renfermant des globules de sang, solide, et devenant transparente après addition d'acide acétique : d'un exsudat fibrineux, légèrement mêlé de sang.

Nous avons donc ici un équivalent de l'hépatisation rouge proprement dite chez l'homme. Il est vrai que l'absence de granulations semble contredire cette assertion, car nous n'avons pu découvrir dans les poumons des chiens de granulations véritables, ni sur la surface d'excision, ni sur celle produite par la déchirure, bien que nous ayons examiné avec soin et pendant longtemps les poumons de tous les chiens qui mouraient à l'École vétérinaire. Et même M. le professeur Gurlt, que je consultai à ce sujet, m'expliqua que chez les chiens, les granulations ne constituent point un des signes caractéristiques de la pneumonie. Cependant, dans ces derniers temps, la valeur de ces granulations, pour la détermination de la pneumonie vraie, génuine (pneumonie croupeuse, pneumonie franche et légitime), a été l'objet de tant de discussions, que je ne puis m'empêcher de faire quelques remarques à ce sujet.

(1) Je laisse d'après cela au jugement de chacun le soin d'apprécier le passage suivant de Gluge, qui se trouve dans l'ouvrage qu'il lui a plu de nommer *Atlas d'anatomie pathologique*. Il parle de l'infiltration inflammatoire du poumon, de l'engouement proprement dit des anatomistes. « Le microscope *seul* permet de reconnaître la nature de la maladie. Il montre dans le sérum infiltré dans le poumon les premiers produits de l'inflammation, les corpuscules d'inflammation rassemblés, à savoir, de petits globules, au nombre de vingt à trente, tantôt plus, tantôt moins (*vraisemblablement de la fibrine*) réunis de telle sorte par une masse unissante (*probablement de l'albumine*) *qu'elle forme quelquefois autour d'eux une sorte de membrane*, et leur donne la forme arrondie. La formation de ces corpuscules d'inflammation est le *premier produit de l'exosmose du sang qui stagne dans les vaisseaux capillaires.* » (Lieferung, VI, S. 3). Je pourrais aussi appeler l'attention sur la planche 1, qui a trait à la pneumonie, notamment sur la figure 8 ; on peut y apprendre sous quelle forme les globules de pus se présentent sous le microscope de M. Gluge.

Laënnec considérait, comme on le sait, les granulations comme étant des vésicules pulmonaires transformées en noyaux solides par l'épaississement de leurs parois et l'état d'infarctus de leur cavité. Andral et Grisolle continuèrent à les faire consister surtout dans l'épaississement des parois, car l'expression d'*oblitération de la cavité*, que ce dernier emploie, me paraît devoir exprimer seulement l'effet secondaire de cet épaississement. Lobstein, au contraire, place la cause de ce phénomène dans l'existence de masses solides dans les vésicules. Cependant l'autre opinion fut toujours de plus en plus généralement acceptée en France, et Prus, dans ces derniers temps, a considéré la pneumonie comme étant une inflammation phlegmoneuse proprement dite du parenchyme pulmonaire. Rokitansky a l'avantage, à mon avis, d'avoir, le premier en Allemagne, tiré sa conviction de la présence d'un exsudat solide dans la cavité des vésicules pulmonaires, et d'avoir basé sur ce caractère sa pneumonie croupeuse. Mais par quel mécanisme a-t-il réussi à voir, après l'ablation de cet exsudat, les parois des cellules pulmonaires gonflées et d'un rouge sombre (*Pathologie anatomique*, II, s. 87) ? C'est, à vrai dire, ce que j'ignore ; en outre, je ne puis être d'accord avec lui, lorsqu'il dit que la production des granulations peut s'expliquer dans tous les cas par un épaississement des parois. Louis (*Recherches sur la phthisie*, Paris, 1825, page 9) avait déjà fait voir leur mode de développement par une expérience très simple. Lorsqu'on injecte les bronches, dit-il, et que l'injection pénètre lentement, on trouve dans le poumon une grande quantité de petites masses, qui, séparées et distinctes, présentent un aspect granuleux ; mais lorsque l'injection est poussée plus fortement, on ne trouve plus qu'une masse compacte. Les dernières recherches nécroscopiques des Allemands ont enfin prouvé surabondamment et très aisément que la cause des granulations des vésicules pulmonaires résidait, en effet, dans la présence d'un exsudat fibrineux, solide et coagulé.

Cependant, l'importance des granulations s'est accrue de plus en plus, et Legendre et Bailly, en particulier, nient que toute pneumonie, dans laquelle il n'existe point de granulations, soit légitime. On doit entendre par granulations des nodosités proéminentes, granuleuses, solides, plus ou moins desséchées. Mais les exsudats qui se produisent dans les vésicules pulmonaires sont granuleux, parce que ces vésicules, étant isolées, occupent des espaces distincts ; la solidité et la sécheresse de ces granulations dépendent du contenu de l'exsudat qui est formé de parties constituantes solides et surtout de fibrine coagulée ; enfin leur proéminence tient à l'élasticité et à la masse de l'exsudat fibrineux existant. On voit, par cette simple explication, qu'il peut se produire dans les vésicules pulmonaires des exsudats très réels, et même des exsudats fibrineux, sans qu'il y ait proéminence de leur masse. L'aspect granuleux peut donc faire défaut au début, lorsque l'exsudat est pauvre en parties constituantes solides, et il peut, en outre, disparaître plus tard, lorsque l'exsudat s'est métamorphosé en pus et qu'il a perdu sa consistance solide et son élasticité. *La pneumonie légitime peut donc n'être pas caractérisée par des granulations, mais seulement par la présence d'un exsudat fibrineux dans les vésicules pulmonaires.* Si l'on peut démontrer la présence de cet exsudat, il est hors de doute qu'il existe une pneumonie. J'ai vu cette absence de granulations chez les enfants, comme Rilliet et Barthez, et chez les vieillards, comme Hourmann et Dechambre, et je suis convaincu de la façon la plus évidente que ni la surface d'incision, ni celle produite par la déchirure, ne présentaient de granulations *proéminentes*. Mais je ne puis, à cause de cela, distinguer avec les derniers auteurs que je viens de nommer, une pneumonie à surface d'incision lisse, intervésiculaire, et une pneumonie granuleuse et vésiculaire. Les enfants, les vieillards et les chiens ont, comme on sait, un sang relativement très pauvre en fibrine, et cette circonstance pourrait servir à rendre compte de la pneumonie à surface d'incision lisse; en tous cas, il serait nécessaire, pour établir le diagnostic de cette dernière, de démontrer, dans chaque cas, la présence d'un exsudat fibrineux coagulé dans la cavité des vésicules pulmonaires. Comme j'ai donné cette preuve chez les chiens, je crois donc pouvoir considérer l'affection pulmonaire que j'ai décrite comme une pneumonie.

Plus tard, nous observons la transformation de cet exsudat en pus, car, au début, les globules de pus sont encore enveloppés en partie d'un exsudat solide (Exp. XII), et alors les lobules, soit en totalité, soit isolément, soit par groupes, présentaient cette métamorphose. Le résultat de cette marche suivie par les phénomènes était une véritable infiltration purulente du parenchyme pulmonaire.

Cependant, cette transformation n'a pas complétement lieu dans la majorité des cas, et il se produit une terminaison qui paraît n'avoir pas la même fréquence chez les animaux que chez l'homme. Pendant qu'une partie de l'exsudat a déjà subi une métamorphose purulente, il survient, dans la portion restante, une nécrose en bloc. En même temps que l'exsudat, le parenchyme pulmonaire qui le contient se nécrose aussi. L'exsudat présente alors une formation de cellules incomplète, et, partant, des cellules sans noyau, granuleuses, remplies d'un grand nombre de granulations graisseuses. Mais bientôt tout se désagrège et se convertit en un liquide granuleux mélangé de toutes sortes de détritus; on rencontre quelquefois de la graisse sous forme de gouttelettes; il se développe toujours des bulles de gaz, et, enfin, il se produit des collections d'un pus sanieux, dans l'intérieur desquelles la charpente élastique du poumon apparaît sous forme de lambeaux macérés. Ordinairement, entre le parenchyme pulmonaire nécrosé et celui qui était relativement sain, il se formait bientôt une délimitation, une séparation profonde de la substance, qui se révélait à la périphérie par la production d'un véritable sillon de démarcation. On trouvait alors, sur cette limite, une nouvelle hyperémie inflammatoire plus compacte, et des exsudats fibrineux sous forme de membranes ou de pseudo-membranes d'exsudation, qui subissaient ensuite de leur côté la métamorphose. Cette forme de nécrose diffère d'une façon très tranchée de la gangrène habituelle du poumon, notamment par l'absence d'une odeur fétide, et par la couleur claire, jaunâtre ou blanchâtre, du liquide qui se produit. Cette forme de nécrose a une certaine ressemblance avec celle qui est produite par les masses tuberculeuses, et qu'on a quelquefois occasion d'observer; elle ressemble davantage à celle qui dépend de l'infarctus hémoptoïque du poumon, et offre surtout de l'analogie avec celles que produisent les caustiques sur la peau, et les exsudats typhiques sur les muqueuses.

Dans tous les cas où ces altérations s'étendaient jusqu'à la surface du poumon, il existait une affection de la plèvre. C'était d'abord une simple exsudation fibrineuse qui recouvrait les points attaqués et leur pourtour, et qui s'observait surtout aux premières périodes de l'affection pulmonaire (Exp. IX. Exp. XII, XV). Mais lorsque la destruction du parenchyme pulmonaire était plus considérable et plus avancée, il se produisait un exsudat hémorrhagique abondant renfermant peu de fibrine, et contenant surtout une grande quantité de globules du sang rouges et blancs. Dans ce même exsudat il se formait quelquefois de beaux globules de pus, et dans l'expérience VII, cette production était si remarquablement belle, que je crois devoir attirer particulièrement ici l'attention sur elle. Mais, dans la majorité des cas, il se produisait dans cet exsudat une métamorphose plus sanieuse; la réaction devenait acide, et il contenait une masse très granuleuse formée par un nombre plus ou moins considérable de cellules granuleuses, dépourvues de noyaux, à propos desquelles je n'entreprendrai point de déterminer si elles étaient des produits de nouvelle formation ou si elles provenaient de la métamorphose des globules blancs du sang, des globules de pus, etc., déjà existants. Je les ai quelquefois désignées sous les noms de corpuscules d'exsudation (Valentin) ou de globules pyoïdes (Lebert) pour me faire comprendre. Je ne puis, du reste, pas mieux déterminer si ces exsudats ont été primitivement ou consécutivement hémorrhagiques. Cependant cette circonstance qu'un exsudat solide, fibrineux, se trouvait en majeure partie dans le lobe directement attaqué, me paraît plaider pour la dernière hypothèse.

La plèvre elle-même présentait dans ces cas une hypertrophie énorme ; on rencontrait dans son parenchyme de petits points hémorrhagiques, et, dans presque tous les cas, l'affection s'étendait à la plèvre de l'autre côté, de sorte qu'il en résulta une pleurésie hémorrhagique double (Exp. III jusqu'à VIII). Mais la partie la plus affectée de la plèvre était celle qui recouvrait la portion même du poumon qui était malade. La plupart du temps cette portion, envahie par l'altération du parenchyme, était très rapidement nécrosée. La plèvre paraissait alors opaque, trouble, mate, d'un blanc ou d'un jaune sale, un peu rigide, ou plus tard flasque, friable, et soulevée par un liquide sanieux ou par des bulles d'un gaz sans odeur désagréable. Cette partie était toujours située au-dessous du niveau des portions hyperémiées et présentait une couleur d'un rouge sombre. Dans les cas plus graves il se produisait alors une rupture, d'où résultait un véritable pneumo-thorax, qui fut observé avec assez de certitude dans l'expérience V et qui existait peut-être aussi dans l'expérience IV. Dans les autres cas, cette terminaison paraît avoir été prévenue par l'adhérence de la portion affectée du poumon à la paroi costale ; mais alors la connexion de la plèvre avec la surface pulmonaire était si peu intime, que la première se détacha quand on l'enleva de cette surface, et demeura attenante, ainsi que l'exsudat, à la paroi costale.

L'introduction de substances animales ou de moelle de sureau dans l'artère pulmonaire cause donc des pneumonies intenses qui débutent par une hyperémie inflammatoire (engouement) et amènent rapidement dans les vésicules pulmonaires une exsudation fibrineuse qui subit la métamorphose purulente ou se mortifie. Lorsque ces altérations se sont étendues jusqu'à la périphérie, il se développe rapidement une pleurésie qui détermine le dépôt au début et sur la portion affectée du poumon, d'un exsudat riche en fibrine, adhérant et formant des caillots, et bientôt après, lorsqu'elle s'est étendue de l'autre côté de la poitrine et par suite de l'accroissement énorme de l'hyperémie, des extravasations dans le parenchyme de la plèvre, et l'épanchement dans sa cavité d'exsudats considérables, aqueux, hémorrhagiques, ayant surtout tendance à se transformer en un liquide sanieux. La plèvre qui recouvre la portion affectée du poumon se mortifie, finit par se rompre, et il se produit un pneumo-thorax. Toute cette série de phénomènes s'est déroulée en un peu moins de cinq jours. (Exp. V.)

Après l'introduction de gros morceaux de caoutchouc dans l'artère pulmonaire, il ne s'est rien produit de semblable.

Les résultats assez inattendus de cette série d'expériences nous apprennent qu'il existe des différences très importantes dans les suites de l'oblitération de l'artère pulmonaire. Il en résulte que *la gravité des troubles locaux consécutifs dépend pour une très petite partie seulement de l'oblitération elle-même, et pour la plus grande partie au contraire de la nature du corps oblitérant.* Sous ce dernier rapport, il faut prendre en considération aussi bien les caractères mécaniques que les propriétés chimiques du corps obturateur. La moelle de sureau cause par sa surface dure, rude et pleine d'aspérités, les effets traumatiques les plus intenses sur la paroi interne de l'artère pulmonaire, de sorte qu'il en résulte une perforation réelle, et qu'il se développe une pneumonie au moins tout aussi violente que celle qui est produite par l'action chimique exercée par les substances organiques que l'on introduit. Les surfaces moins dures et plus unies du caoutchouc ne déterminent que des troubles tout à fait faibles, limités à une petite région, qui sont, il est vrai, de nature inflammatoire, et semblables à ceux qui résultent de l'action de la moelle de sureau et des corps obturateurs organiques, mais qui se terminent très rapidement et disparaissent plus ou moins complétement. Mais, dans chaque cas, il se produit au pourtour du corps introduit des coagulations sanguines d'une étendue plus ou moins considérable, dont les métamorphoses sont tout autres autour des morceaux de muscle et dans l'intérieur des points de pneumonie qui environnent les fragments de moelle de sureau qu'autour des morceaux de caoutchouc, et exercent une influence profonde sur la marche du reste des phénomènes. D'après cela, on peut donc diviser la série des suites possibles de l'oblitération en trois groupes :

1° Phénomènes dus à l'irritation du vaisseau et des parties qui l'entourent;

2° Phénomènes dus à la coagulation du sang;

3° Phénomènes dus à l'interruption du courant sanguin.

Chose singulière! ces derniers qui, d'après les hypothèses régnantes, devraient être les plus considérables, sont les moins marqués, et même ils étaient si peu sensibles dans beaucoup de cas, que l'animal, après avoir été détaché, se mettait aussitôt à courir çà et là en manifestant la plus grande joie, et plus tard même ne présentait aucun signe qui pût permettre de reconnaître un trouble soit de la respiration, soit de la circulation. Chez quelques-uns seulement, surtout chez les chiens les plus petits, il existait une respiration un peu courte, dont la brièveté était sensible, surtout après une course rapide. Toutefois, cette brièveté n'avait que peu d'influence sur les mouvements du cœur, tout au moins sur sa fréquence.

Addition à l'expérience XX. On tue l'animal près de trois mois après lui avoir introduit trois fragments de caoutchouc. Santé parfaite, cœur normal, poumons d'aspect excellent, aérés partout. Oblitération si parfaite du lobe inférieur qu'une injection poussée par le tronc principal ne peut dépasser les corps obturateurs. Ramifications vasculaires superficielles très nombreuses partant de la racine du poumon et s'étendant sur tout le lobe oblitéré. Une injection faite par l'aorte pénètre par les artères bronchiques, les élargit, et par les artères intercostales, qui commencent avec elles, dans les lobes pulmonaires. Réseaux très serrés de vaisseaux dilatés, situés sur la plèvre, entre les artères bronchiques et intercostales.

Ce cas, sur lequel nous reviendrons encore, prouve d'abord que même la complète oblitération de l'artère pulmonaire de tout un lobe, ne cause d'altérations importantes ni dans la portion du poumon située plus bas, ni dans les autres lobes pulmonaires, ni dans le reste du corps. Pour ce qui est des autres lobes du poumon, aussi bien que du reste du corps, il n'est pas nécessaire d'insister sur ce résultat plus que la simple constatation du fait ne le rend nécessaire; l'oblitération de plusieurs branches de l'artère pulmonaire aurait naturellement donné un résultat essentiellement différent. Ce fait a, au contraire, une grande valeur pour la question de la *nutrition du poumon lui-même.* L'oblitération locale de l'artère pulmonaire et l'absence d'une circulation collatérale partant de cette artère étant démontrées, il n'est plus possible de douter que le poumon ait pu se passer, pendant trois mois, de l'afflux de sang qui lui vient par l'artère pulmonaire, sans mourir, s'enflammer ou même seulement s'atrophier. Il est vrai qu'on pouvait s'attendre à ce résultat, après avoir un peu réfléchi sur les fonctions des artères bronchiques et pulmonaires. Car déjà Ruysch, lorsqu'il découvrit les artères bronchiques, les comparait à l'artère hépatique et montrait qu'elles devaient avoir une grande importance, malgré leur petitesse : « Existimo itaque, dit-il (*Dilucidatio valvularum in vasis lymphat.,* 1727,

p. 19, Obs. anat. XV), hanc arteriam esse conditam, ut pulmonibus sanguinem nobiliorem, perfectiorem, imo magis exaltatum communicaret. » Il n'y a que les veines bronchiques qu'il tiennes pour superflue (*Epist. anat. probl. sexta de Art. et Vena bronchiali*, etc. Amstelod. 1696). Mon observation a établi, pour la première fois, avec la certitude parfaite que donne l'expérience, qu'en effet, les artères bronchiques suffisent pour le travail nutritif des poumons et que le cours du sang peut être interrompu dans le vaisseau qui remplit un office purement fonctionnel, sans que la nutrition de l'organe en souffre. Une telle démonstration était d'autant plus nécessaire que, comme nous le verrons, beaucoup de pathologistes en étaient arrivés, dans ces derniers temps, à perdre de plus en plus l'idée qu'on doit se faire des artères bronchiques, et à attribuer à l'artère pulmonaire des fonctions qui lui sont tout à fait étrangères.

Mais l'autre fait auquel on est arrivé par cette expérience, à savoir, le rétablissement d'*une circulation collatérale par les artères bronchiques et intercostales* après l'oblitération de l'artère pulmonaire était complétement inattendu. Comme l'on considérait, et avec raison, le développement de la circulation collatérale habituelle comme la conséquence de l'accroissement de la pression latérale, cette pression ne pouvait ici servir d'explication, puisque son accroissement ne pouvait se faire sentir qu'en avant du point du système de l'artère pulmonaire qui était oblitéré, et non dans le système aortique. On eût donc pu facilement considérer le phénomène comme accidentel, si l'on n'avait déjà, ainsi que je l'ai fait voir (*Archiv*, III, S. 456), connaissance d'autres faits qui concordent parfaitement avec celui-ci. Déjà Schröder van der Kolk avait trouvé que dans la tuberculose, les vaisseaux des adhérences, au pourtour des cavernes, viennent des vaisseaux intercostaux, et Guillot a démontré que les vaisseaux qui se forment au pourtour des cavernes, dans l'intérieur même du poumon, partent des artères bronchiques. Tiedemann et Becker ont rapporté des cas où les artères bronchiques étaient tellement élargies à la suite de l'obturation de l'ostium pulmonale qu'elle suppléaient l'artère pulmonaire.

Chez des gens atteints de cyanose, quelque chose de semblable fut observé par Tiedemann, Jacobson et Otto. Il ne pouvait donc s'agir, dans notre cas, d'un phénomène accidentel et isolé; et le fait en question était bien l'expression d'une loi constante, dont l'explication est en tous cas difficile. Je ferai observer, à ce propos, que la seule cause possible que l'on puisse invoquer est la facilité plus grande avec laquelle le sang peut, dans l'inspiration, affluer dans les poumons *déjà anémiés;* mais, à présent encore, il me semble qu'elle n'est pas complétement satisfaisante. Il existe, à la vérité, de nombreuses anastomoses entre l'artère pulmonaire et les artères bronchiques, de sorte que le sang peut très facilement s'écouler de la première dans les branches des secondes; mais si l'on ne veut pas admettre qu'il se produise une aspiration réelle dans l'inspiration, il devient nécessaire de chercher encore une explication qui fasse constater qu'il y a diminution dans la résistance des parois des artères bronchiques. On pourrait alors penser à l'absence de l'influence du sang veineux, auparavant transporté par l'artère pulmonaire, à la diminution de pression due à l'anémie du poumon, à des modifications de l'innervation; mais il n'est encore possible de rien dire de certain sur ce sujet.

Quant à la recherche ultérieure des troubles circulatoires qui surviennent chez l'homme après l'oblitération de l'artère pulmonaire, l'expérimentation présente de grandes difficultés. Il eût été particulièrement désirable d'introduire dans l'artère pulmonaire des corps assez gros pour que leur présence interrompît complétement la circulation dans la totalité d'un poumon, ce qui arrive fréquemment chez l'homme. Mais les veines périphériques du chien sont relativement trop petites pour permettre la pénétration de corps oblitérants assez volumineux, et l'expérience qui consiste à faire naître dans des voies internes plus considérables des coagulations sanguines et à les faire ensuite pénétrer plus avant, est si incertaine, que je n'ai jamais pu arriver avec elle à un résultat qui pût servir. Aussi je ne mentionnerai à ce sujet que ce que j'ai trouvé par hasard dans une autre expérience *(Archives*, V. S. 308) : « Il y a plusieurs années, je faisais des expériences qui consistaient à injecter de la graisse liquide dans les veines du cou chez des chiens. Je vis plusieurs fois qu'après avoir injecté une certaine quantité d'huile, il survenait une grande dyspnée, phénomène qui me déterminait à interrompre l'injection. Mais une fois, chez un fort chien couchant, je poussai mon injection inconsidérément ; à la dyspnée succéda avec une rapidité extrême l'expulsion par la bouche d'un liquide spumeux et blanchâtre, et, dans l'espace de quelques minutes, la mort. Je fis aussitôt l'autopsie, et je trouvai un œdème aigu du poumon (hydropisie pulmonaire), qui remplissait les voies aériennes, dans toute leur étendue, d'un sérum spumeux. La pression sous laquelle avait été faite l'injection ne pouvait être considérée comme très notable ; l'explication se trouvait dans une tout autre cause. Toutes les fois que de la graisse liquide est injectée dans les vaisseaux sous une autre forme que celle d'émulsion, une partie seulement de cette graisse pénètre à travers les vaisseaux pulmonaires ; la plus grande partie oblitère les capillaires du poumon et forme quelquefois une injection si fine et si belle qu'elle peut servir pour l'étude des réseaux vasculaires (la masse même qui passe réellement à travers ces vaisseaux produit plus loin de nouvelles oblitérations, notamment de très belles injections des vaisseaux du foie et des glomérules des reins). Une grande partie des capillaires du poumon devient ainsi imperméable, et la voie accessible au sang est considérablement diminuée. » Je conclus en disant que, par suite, la pression s'accroît si notablement dans la portion des vaisseaux pulmonaires restée libre, qu'il en résulte enfin une transsudation séreuse qui se produit d'une façon tout à fait analogue à celle qui survient dans les oblitérations considérables de l'artère pulmonaire. La seconde observation rapportée plus haut peut servir d'exemple, et il n'est nullement besoin d'une démonstration plus longue pour prouver qu'en ce qui est des conditions de pression dans le parenchyme pulmonaire resté libre, il est indifférent que l'oblitération occupe les capillaires ou les branches artérielles plus considérables.

Il restait encore à faire une expérience : à rendre l'oblitération de l'artère pulmonaire aussi complète que possible pour voir ce qui en résulterait. Comme il n'est pas possible d'introduire des corps assez volumineux pour oblitérer complétement les branches principales de l'artère pulmonaire, je devais essayer de réaliser cette condition dans le moins de temps possible, en introduisant plusieurs corps oblitérants à la suite l'un de l'autre. Je fis choix, pour cela, de morceaux de muscles, parce qu'en raison de leur grande mobilité, ils reposent plus étroitement sur la paroi vasculaire et sont enclavés plus solidement dans le vaisseau par la pression du courant sanguin. L'expérience réussit complétement.

Exp. XXI. *Chien très vigoureux, de moyenne grosseur. Injection de sang putride dans la veine jugulaire externe droite. Quinze jours plus tard, introduction par la veine jugulaire externe gauche d'un grand nombre de petits morceaux de muscles, puis, quelques moments plus tard, d'une masse de ces petits morceaux. Cette dernière est instantanément suivie de mort. Autopsie immédiate.*

J'ai communiqué cette expérience, parce qu'elle présente de l'intérêt sous plus d'un rapport. L'animal surmonta très bien et rapidement l'infection putride qu'il éprouva, et on ne trouva rien dans les organes internes qui permît de conclure à l'existence d'une affection organique antérieure avancée, sauf l'état des reins, qui avaient été en tous cas le siége d'une sécrétion anormale et très abondante. Tout au moins le volume de la rate et du foie ne pouvait être attribué d'une façon certaine à une altération antérieure, puisqu'il était possible qu'il fût en rapport avec la digestion. Le seul point où on pût constater, même pendant la vie, une lésion plus considérable, fut la plaie du cou, sur laquelle se forma un kyste sanguin particulier, se reproduisant avec opiniâtreté. D'après ce qu'on trouva à l'autopsie, il n'est nullement invraisemblable qu'il fût en connexion avec l'ancienne veine ; quoique celle-ci eût été liée au-dessus et au-dessous de l'ouverture qu'on y pratiqua, il est cependant très possible qu'elle continuât d'affluer par de petites collatérales, ce qui est rendu vraisemblable par les dépressions allongées, en forme d'entonnoir, qui se trouvaient au pourtour inférieur du sac. Les cas de kystes sanguins, qui ont été décrits récemment par diverses personnes, surtout en Angleterre, présentaient tout à fait les mêmes caractères, et le succès qu'obtinrent, dans notre cas, les injections iodées, permet de s'appuyer aussi sur le résultat thérapeutique.

Mais les résultats obtenus sur les suites de l'oblitération totale de l'artère pulmonaire représentent pour nous la partie la plus importante de l'expérimentation. Il s'était déjà produit, après les oblitérations premières et partielles, une modification profonde dans la respiration, puisque le nombre des inspirations s'était élevé de 40 à 52, et plus tard à 60, tandis que le nombre des contractions du cœur restait constamment le même (80). Cette circonstance est d'autant plus digne d'attention, qu'il apparut rapidement un bruit de souffle au premier temps, qui n'existait pas auparavant, quoiqu'il se trouvât, ce qui n'est pas rare chez les vieux chiens, des épaississements sur les deux valvules atrio-ventriculaires. Il n'est guère permis de douter que ce bruit ne fût causé par le morceau de muscle qui s'était embarrassé dans les cordes tendineuses de l'appendice antérieur de la valvule tricuspide, et qui devait évidemment empêcher son occlusion. Je ferai encore surtout remarquer que la perte de sang qu'avait éprouvée l'animal était tout à fait insignifiante. Ce fait était d'autant plus intéressant pour moi, qu'il montre que l'explication de la première observation que je publie dans ce mémoire peut se vérifier expérimentalement, et qu'il établit de la façon la plus éclatante que même la présence d'un corps étranger dans le cœur n'a aucune influence sur le rhythme et la fréquence de ses mouvements. Quant à la disposition du caractère intermittent précédemment observé dans le pouls, ainsi que du rhythme un peu irrégulier de la respiration, il est évident qu'elle est indépendante de ces circonstances; mais qu'elle dépend plutôt de l'impression psychique produite sur l'animal par l'opération, impression qui était grandement suffisante pour faire succéder à l'inquiétude antérieure une tranquillité et une soumission complètes. Au contraire, la grande fréquence et la profondeur des inspirations, et peut-être aussi l'augmentation de sécrétion de la muqueuse nasale doivent être attribuées à l'obstacle croissant qui se produisait dans les voies pulmonaires.

Une fois l'occlusion du réseau circulatoire du poumon complète, il survient presque instantanément une série de phénomènes d'asphyxie très remarquables :

1° L'extension de tout le corps sous la forme d'un léger opisthotonos;

2° La cessation subite des mouvements du cœur;

3° Une dilatation extrême de la pupille avec proéminence des globes oculaires, et agrandissement de la fente palpébrale;

4° Un ralentissement extrême, et finalement la disparition de la respiration.

Comme il s'agissait évidemment ici des conséquences d'une interruption de l'afflux du sang artériel dans les tissus, on aurait pu s'attendre à ce que le cœur gauche fût vide et rétracté, mais, à mon grand étonnement, je le trouvai considérablement distendu, rempli de sang en quantité relativement considérable, mais présentant une coloration foncée; ses parois étaient flasques, et au bout d'un temps très court il cessa d'être excitable. *Le mouvement du cœur n'était donc arrêté que pendant la diastole,* et le dernier sang qui lui était encore venu du poumon n'avait point été expulsé de sa cavité. Avec cette circonstance, concorde encore ce phénomène, que déjà auparavant le second bruit du cœur était très affaibli, phénomène qui avait été observé antérieurement par Traube *(Méd. réform.,* 1848, n° 20, S. 147) chez les animaux anémiques et dans le choléra.

Nous avons donc vraiment affaire ici à une asphyxie proprement dite (cessation du pouls), et l'observation des anciens, que l'interruption de la circulation pulmonaire ne paralyse pas immédiatement la respiration, mais le cœur, se trouve confirmée d'une façon éclatante. Car nous voyons qu'il se produit encore des mouvements d'inspiration profonds, bien qu'ils se fassent à des intervalles de temps très éloignés, lorsque le cœur, déjà paralysé, a cessé de battre. D'un autre côté, nous arrivons, par notre expérimentation, au même résultat que celui qu'ont obtenu Ed. Weber et Budge en excitant le nerf vague. Mais nous trouvons en même temps que le ralentissement considérable et finalement l'arrêt des mouvements du cœur se produisent d'une façon analogue à celle observée par Traube, Eckhardt, Kölliker et H. Müller *(Vürzb. Verh.* V. S. 232) après l'excitation électrique de l'extrémité centrale du nerf vague. De même encore les phénomènes observés sur l'œil, cette dilatation extrême des pupilles, cette proéminence du globe de l'œil, cet élargissement de la fente palpébrale, etc., rappellent identiquement ceux de certains états d'irritation. Ce sont, en effet, les mêmes modifications qui ont été notées par Biffi et par Bernard comme conséquences de l'irritation du grand sympathique. Mais quelle est la cause de ces états? Sont-ils réellement constitués par des phénomènes inflammatoires?

Nous n'avons à choisir ici qu'entre deux hypothèses, entre l'anémie artérielle, ou, pour me servir d'une expression que je préfère à celle-ci, entre l'ischémie (1) et l'hyperémie veineuse ou stase sanguine. Il ne peut rester aucun doute sur cette dernière; en ce qui concerne la première, on pourrait objecter que dans l'expérience ci-dessus, on a encore trouvé du sang dans le ventricule gauche. Mais ce sang présentait une coloration foncée et avait été peut-être lancé en partie par les artères bronchiques avec lesquelles ces artères s'anastomosent; en tous cas, le ventricule gauche était immobile dans la diastole et le transport du sang qui s'effectue de ce point dans les autres parties du corps, ne pouvait plus avoir lieu. Si donc ces deux conditions, ischémie et stase, existaient réellement, il est possible, par suite, que toutes deux aient exercé leur action, et il y a alors à se demander quels sont, parmi ces phénomènes, ceux qui s'expliquent par la première et ceux qui dépendent de la seconde.

Comme conséquences de l'ischémie, je considère d'abord les phénomènes observés sur l'œil et sur le corps en général. J'ai publié, dans mon *Traité de pathologie spéciale et de thérapeutique,* une expérience, dans laquelle, ayant injecté du mercure dans la carotide par l'artère laryngée, je retrouvai ensuite le mercure dans les vaisseaux du cerveau et de l'œil (ciliaires longues). Il survint rapidement de l'accélération et de la difficulté dans la respiration, du strabisme, une dilatation énorme des pupilles et de l'opisthotonos, avec extension tétanique des extrémités; ce dernier

(1) L'expression d'ischémie se trouve dans Pierre Franck, qui désigne par ce mot la rétention du sang, et particulièrement de celui qui, physiologiquement, devait s'extravaser, ainsi, par exemple, du sang des membranes. Je lui ai donné un peu plus d'extension et je l'ai appliquée à tous les états d'anémie locale et spécialement artérielle, dans lesquels le sang étant arrêté dans son cours, ne peut affluer dans les régions auxquelles il était primitivement destiné ou s'extravaser des parties loin desquelles il s'échappe ou devait s'échapper. (Voyez mon *Handb. der Spec. Path. u. Therap.* I. S. 122.)

phénomène fit bientôt place à de la paralysie, tandis que la respiration demeurait toujours très difficile. Toutefois, Kussmaul (*Untersuchungen über den Einfluss, welchen die Blutströmung auf die Bewegungen der Iris und anderer Theite des Kopfes ausübt. Würzb.*, 1855) a observé, en retardant le cours du sang dans les carotides et dans le tronc innominé, le rétrécissement de la pupille, l'enfoncement du globe de l'œil, en un mot, toute la série des phénomènes opposés ; mais ces résultats ne sont valables que pour une interruption qui dure peu de temps et est incomplète ; et lorsque la durée est plus longue et l'obstacle plus complet, on observe au contraire l'élargissement de la pupille, l'extension de la fente palpébrale, et, à ce qu'il m'a paru, la saillie du globe de l'œil. C'est surtout lorsqu'on enlève soudainement aux artères une grande quantité de sang, que surviennent immédiatement la dilatation des pupilles, des convulsions et la mort. En outre, il a été établi, par les expériences de Bernard, qu'une forte excitation de la portion cervicale du grand sympathique, excitation qui, comme on le sait, détermine un rétrécissement de l'artère, est suivie de la dilatation de la pupille et de la saillie du globe de l'œil. Mais la production d'une excitation semblable dans l'ischémie n'est pas encore expliquée. Faut-il plutôt croire que le muscle annulaire de la pupille est paralysé par l'ischémie, tandis que le muscle radial conserve son activité, et que le moteur oculaire, en sa qualité de nerf cérébral, est affecté par l'interruption de l'afflux du sang artériel, tandis que le grand sympathique n'a point eu à souffrir ? On pourrait presque être tenté de songer à cette explication, si les phénomènes tétaniques des autres muscles ne venaient pas rendre cette opinion plus difficile à admettre.

Une excitation du nerf vague se laisse parfaitement déduire de la stase du sang veineux, puisqu'on ne peut s'empêcher de considérer l'acide carbonique comme un des moyens d'exciter ce nerf. Cependant, sur ce point même, il serait fort désirable qu'on fît de nouvelles recherches, surtout depuis que Brown-Séquard a rapporté la paralysie du cœur après l'excitation du nerf vague, à une contraction des plus petits vaisseaux, et qu'il a contesté l'explication de l'influence du nerf vague qui fait de ce nerf un régulateur de ceux du cœur. Il m'a paru intéressant de rapporter et de mettre en parallèle les expériences sur la pénétration de l'air dans les veines et les résultats obtenus, puisqu'il existe évidemment, dans le cas qui nous occupe, des conditions analogues.

Les expériences les plus anciennes faites sur ce sujet se trouvent dans Morgagni (*De sedibus et causis morb.*, Épist. V, art. 21) ; Erichsen (*Edinb. med. and. surg. Journal*, janv. ; *Arch. génér.*, 1844, févr.) a rassemblé les plus récentes dans un article critique. Mais leurs résultats ne sont pas si simples, que l'on puisse, sans expériences propres, se guider au milieu des nombreuses contradictions des expérimentateurs. J'ai donc pratiqué dans ces derniers temps, chez des animaux, des insufflations d'air dans les veines.

Des observateurs déjà anciens, ainsi Vallisneri, avaient trouvé que la pénétration d'une petite quantité d'air est sans danger. Brunner avait vu un chien, auquel étaient survenues des attaques tétaniques très dangereuses, reprendre connaissance ; et Magendie établit positivement que la quantité d'air que l'on fait pénétrer doit être en rapport avec la grosseur de l'animal, et être introduite dans un temps très court si l'on veut qu'elle ait un résultat mortel. En général, l'air n'arrive pas au delà des capillaires pulmonaires, ou, pour parler peut-être avec plus de précision, lorsqu'il pénètre sous forme de grosses bulles, il ne dépasse pas l'artère pulmonaire. (Voy. Mercier, *Gaz. des hôp.*, 1842, n° 114 ; *Froriep's Notizen*, 1843, janv. n° 432.) Amussat a vu chez les chevaux et les moutons un peu d'air dans le sang du cœur gauche et des artères ; mais cela est exceptionnel et en tous cas insignifiant, si bien que tous les observateurs font dépendre l'influence fâcheuse de l'air des troubles des poumons ou du cœur.

Bichat (*Recherches physiol. sur la vie et la mort*, édit. 5me, Paris, 1829, p. 270) est le seul qui regarde le cerveau comme étant l'organe affecté le premier et qui prétende avoir trouvé chez tout animal mort d'une insufflation d'air dans les veines, du sang écumeux dans le cœur gauche, les carotides et les veines du cerveau. Il plaçait donc, d'après cela, l'insufflation d'air dans les veines à peu près dans la même catégorie que l'insufflation d'air dans les carotides; et il soutenait que le cœur battait encore après la cessation de l'activité cérébrale. Magendie, dans ses *Notes* ajoutées à l'ouvrage de Bichat, a combattu cette assertion; et il a montré que, dans l'insufflation d'air dans les veines, la mort résulte de la cessation des mouvements du cœur, tandis que, dans l'insufflation d'air dans les carotides, il se produit des convulsions toniques des muscles, la perte de la sensibilité, et bientôt après des symptômes d'apoplexie, la respiration et la circulation persistant au contraire pendant longtemps encore sans troubles notables. J'ai dernièrement encore tué deux jeunes chats et un chien par une insufflation d'air dans les veines jugulaires externes, et l'examen le plus minutieux ne m'a rien fait constater dans le sang des vaisseaux cérébraux; j'ai trouvé seulement une forte hyperémie veineuse, surtout dans les membranes d'enveloppe. Dans tous les cas, au contraire, l'air se trouvait dans la veine cave inférieure et dans les veines iliaques, ce que, du reste, Sprögel avait déjà constaté; les veines coronaires du cœur étaient également remplies d'un sang spumeux, et le cœur droit était si plein d'air et de sang, que le péricarde se trouvait par suite fortement distendu, et qu'il était assez difficile de l'ouvrir, sans intéresser la surface du cœur, — deux phénomènes que Cameraius avait déjà remarqués. Les artères pulmonaires étaient fortement distendues par l'air, et les veines pulmonaires ne renfermaient au contraire qu'un sang tout à fait pur, liquide, foncé. Je n'ai vu aucune bulle d'air dans les artères, ce que dit aussi Brunner : *in arteriis nulli flatus.* Il me paraît donc hors de doute que l'air n'était pas arrivé dans les veines de l'abdomen et du cœur par la circulation (par les poumons, le cœur, les artères, les capillaires), mais qu'il avait dû pénétrer dans ces vaisseaux par regurgitation, de la même façon que dans les injections de mercure faites par les jugulaires, le métal liquide pénètre dans le foie, dans les veines caves inférieures, dans les veines rénales, etc. Quelques bulles d'air plus petites peuvent peut-être traverser les veines pulmonaires et arriver dans le sang artériel; mais, toutefois, les bulles les plus volumineuses causent certainement à chaque fois dans l'artère pulmonaire et en avant d'elle une stase de sang, à la suite de laquelle le cœur droit se distend considérablement.

Beaucoup d'observateurs (Sprögel, Nysten, Dupuytren, etc.) ont cru que cette distension du ventricule droit empêchait le cœur de se contracter. Mais déjà Heyde et Erichsen avaient vu que le cœur, surtout le droit, continue encore de se contracter après la mort de l'animal; et j'ai trouvé dans mes expériences que même lorsque le cœur avait cessé de battre complétement, il entrait de nouveau en action dans toutes ses parties quand on ouvrait immédiatement le thorax et surtout le péricarde, et qu'au bout de peu de temps les contractions redevenaient si fortes qu'à chaque systole il se produisait une dilatation des veines caves et des artères pulmonaires, ce qui faisait refluer dans leur calibre le sang et l'air qu'elles contenaient, et dont on observait le retour dans la diastole. Dans un cas, ces mouvements persistèrent plus d'une demi-heure après l'ouverture du thorax.

Exp. XXII. — *On insuffle de l'air à un chat âgé de cinq jours par la veine jugulaire et à l'aide d'une petite sonde très étroite* (6 h. 18'). *Aussitôt après l'introduction des premières bulles, anxiété très grande, accélération de la respiration, puis convulsion soudaine, suivie d'un relâchement de toutes les parties; les extrémités reposent sur la table dans la résolution, la langue pend latéralement hors de la gueule.* LES YEUX FONT SAILLIE HORS DE LEURS ORBITES, LA PUPILLE SE DILATE TRÈS RAPIDEMENT, PUIS SE RÉTRÉCIT, DE FAÇON QUE SON DIAMÈTRE MESURE 4 MILLIMÈTRES. IL MESURA PLUS TARD DE 8 A 9 MILLIMÈTRES. *Injection de la muqueuse buccale. Lèvres violacées, pieds froids. Inspirations haletantes, très lentes et très profondes. Les battements du cœur s'affaiblissent peu à peu et deviennent insensibles. Mort à 6 h. 35 m., au milieu des phénomènes d'une paralysie progressive. — Autopsie immédiate. Poumons d'un rouge clair, aérés, modérément gonflés. Leurs artères sont fortement distendues et pleines d'air, qu'on aperçoit à travers les parois; pas d'air, mais une quantité modérée de sang, dans les veines pulmonaires. Cœur fortement appliqué au péricarde, très fortement distendu, dans son côté droit particulièrement, par l'air, mais* FLASQUE AU TOUCHER *des deux côtés. Veines du cœur remplies d'un sang noir et spumeux. A l'ouverture de la poitrine, faibles mouvements dans les deux oreillettes; à celle du péricarde, mouvements de tout le cœur qui durèrent pendant sept heures dans sa totalité, assez vifs et réguliers, mais toujours plus énergiques, plus fréquents et plus longs dans les oreillettes. A chaque contraction, mouvement en avant du contenu de l'artère pulmonaire, et reflux du contenu des veines caves supérieure et inférieure. Dans ces dernières, grosses vésicules d'air séparées par le sang, mais peu divisées, qui peu à peu, par les oscillations de ce dernier, finissent par se mélanger plus régulièrement avec lui. Le cœur ayant été ouvert plus tard, on y trouva à droite beaucoup de sang spumeux, à gauche, une petite quantité de sang pur et noir. Muscles externes du tronc relativement peu sensibles aux excitations extérieures, ainsi que le diaphragme. Mouvement péristaltique très vif dans l'intestin. — Injection considérable des parties molles externes et du bord des os du crâne, os qui sont encore très mous. Vaisseaux des enveloppes cérébrales remplis de sang, mais ne contenant pas d'air. Cerveau consistant; la substance grise corticale était peu rougeâtre par transparence.*

Cette observation renferme le résumé très court des résultats auxquels je suis arrivé. L'*obstacle au passage du sang à travers les vaisseaux pulmonaires* est évidemment la première cause des troubles, et en cela la mort produite par l'introduction de l'air dans les veines concorde parfaitement avec celle qui résulte de l'altération de l'artère pulmonaire par des corps obturateurs. Il est impossible de ne pas être frappé de l'analogie des phénomènes dans les deux cas. Ici encore, on retrouve l'affaiblissement et enfin la cessation des mouvements du cœur, qui sont de nouveau excités après l'ouverture de la cavité thoracique par leur contact avec l'air atmosphérique; ici encore, le ventricule gauche, non contracté, ne renfermait pas de sang; mais il était flasque et modérément rempli d'un sang foncé et liquide. Le *cœur était également resté immobile dans la diastole.* Comme preuve nouvelle, nous rappellerons une observation très ancienne, que Harder *(Apiarium. Basileæ,* 1687, p. 114) rapporte dans une lettre à Wepfer, qui est ordinairement considéré comme ayant imaginé les expérimentations qui consistent à insuffler de l'air : Abdomine et thorace mox cultro apertis prœter ductum thoracicum vasaque venosa turgida, motum itam intestinorum peristalticum elegantem, cor prorsus distentum comparuit, cujus tamen parietes vulnere inflicto, ilico conciderunt *flaccidi et enervati.* Il est vrai que Harder fait dépendre directement cette énervation de la distension du ventricule, tandis que j'en trouve la raison dans les troubles de la circulation pulmonaire, surtout en tenant compte du résultat complétement analogue produit par l'oblitération de l'artère pulmonaire par des corps obturateurs. Nous trouvons une preuve de plus de la concordance des conditions observées dans les insufflations d'air avec celles qui existent dans l'oblitération, dans cette circonstance, que nous rencontrons les mêmes modifications dans l'œil, la même extension soudaine des membres. La seule différence consiste en ceci, que, dans l'insufflation d'air, l'interruption de la circulation n'est ni aussi complète, ni aussi soudaine que dans l'introduction méthodique des corps obturateurs.

Paget (*Additional observations on obstructions of the pulmonary arteries. Méd. chir. Transact.*, 1845) distingue les phénomènes de l'asphyxie proprement dite de ceux de l'oblitération de l'artère pulmonaire, qu'il rapproche plutôt de ceux de l'anémie (voyez mon *Handb, der Spec. Path. und Thérapie*, I, S. 176). Dans le dernier cas, ce serait le manque de sang artériel dans le cœur et dans le cerveau; dans le premier, la présence seule du sang veineux qui constituerait la cause essentielle des troubles. Si grande que paraisse cette différence, il faut encore se demander si elle est décisive. Depuis longtemps déjà on a surtout expliqué la mort par asphyxie, même quand cette dernière est produite par Apnée, par cette raison que le sang ne peut traverser les voies pulmonaires et n'arrive point au cœur. Mais Goodwyn et Bichat ont établi expérimentalement que l'arrêt de la respiration ne produit point une interruption complète de la circulation, bien plus, que le sang est déversé dans la moitié gauche du cœur; seulement, au lieu d'y être déversé artériel, il y arrive veineux, et la mort résulte de la paralysie du cœur, conséquence de cet afflux simplement veineux. Bichat (*loc. cit.*, p. 239) est arrivé par une série d'expérimentations, faites avec beaucoup de soin, à ce résultat : que ce n'est point l'action du sang veineux sur la surface interne du cœur qui cause la cessation des mouvements de cet organe, et il conclut de là que ce résultat ne se produit que lorsque le sang veineux a pénétré dans les artères coronaires. Seulement, il laisse ceci indécis, à savoir, si la cause nuisible réside dans la veinosité proprement dite ou dans le défaut d'oxygène, et si l'action du sang s'exerce sur les nerfs ou directement sur les fibres du cœur. On s'est ordinairement prononcé pour la veinosité (acide carbonique), et le premier dans ces derniers temps, Wintrich (voyez mon *Handb. der Spec. Path. und Therapie*, V. I. S. 213) a émis d'une façon catégorique l'opinion que le défaut de sang artérialisé dans les artères coronaires causait la paralysie du cœur. Si cela était certain, il faudrait rayer toute différence entre l'asphyxie proprement dite (apnoétique) et celle qui est causée par l'oblitération de l'artère pulmonaire; qu'il arrive du sang veineux dans les artères coronaires ou que l'afflux du sang dans leur intérieur soit complétement interrompu, ces deux faits auraient une valeur analogue.

Toutefois, il y a ici différentes circonstances à prendre en considération. Williams (*Principles of Medicine*, Ed. 2, Lond., 1848, p. 144) a déjà fait observer que les phénomènes de l'asphyxie comprennent généralement l'accumulation du sang dans les veines, sa diminution dans les artères, son manque d'oxygène et sa proportion surabondante d'acide carbonique. Ceci trouve précisément sa complète application pour le cœur, et nous attirerons l'attention sur ce point, qui a toujours échappé aux observateurs, à savoir, l'*hyperémie énorme des veines coronaires.* Tout trouble, soit aigu, soit chronique, de la circulation pulmonaire qui met obstacle à la sortie du sang hors du cœur droit fait éprouver immédiatement les plus marqués de ses effets à toutes les veines, aux veines coronaires du cœur lui-même, et on trouve ordinairement dans les troubles chroniques de cette sorte la cyanose la plus marquée du cœur et la dilatation la plus considérable des veines coronaires et de leurs branches. Plus la stase du sang est considérable, plus est marqué et rapidement ressenti l'obstacle qui s'oppose à l'écoulement du sang hors des veines coronaires; ces dernières se dilateront donc dans toutes leurs parties, et finalement l'arrivée du nouveau sang qui vient des artères coronaires augmentera de plus en plus les troubles. C'est certainement une cause de la plus grande valeur dans les interruptions tout à fait aiguës de la circulation pulmonaire, puisque nous avons vu que dans la mort produite par l'insufflation de l'air dans les veines, il existe même une régurgitation du sang du cœur droit dans les veines, ce qui tend à établir un *courant sanguin rétrograde.* Ceci doit arriver d'autant plus facilement, que le système valvulaire est très incomplet dans les veines coronaires (voyez Haller, *Opera minorà,* Laus., 1762, I. p. 14), et que la pression exercée à l'embouchure des artères coronaires est très diminuée. — Dans le cœur même nous avons donc les mêmes phénomènes de stase veineuse à côté du défaut de sang artériel, et en outre une complication de conditions mécaniques et chimiques.

Il est hors de donte que le cœur lui-même dans l'asphyxie est, ainsi que l'a très justement fait remarquer Wintrich, flasque quand il est immobile, qu'il s'arrête par conséquent dans la diastole, en d'autres termes, qu'il est paralysé. Williams (*loc. cit.,* p. 452) appelle *syncope* cette mort qui commence par le cœur, et y distingue une forme paralytique et une forme spasmodique, suivant que les deux cavités du cœur sont distendues par le sang ou qu'elles sont au contraire fortement contractées, ce qui arrive surtout dans le ventricule gauche, et a été considéré jusqu'à Cruveilhier et Budd comme une hypertrophie concentrique. A bien envisager les choses, la mort serait donc causée à proprement parler, dans tous les cas d'apnée et d'asphyxie, par la syncope paralytique du cœur, ce qui, à coup sûr, ne produirait pas une terminologie très heureuse. L'expression d'asphyxie, en allemand *pulslosigkeit,* doit, en tous cas, être conservée pour toutes les formes de l'interruption de l'activité du cœur, et on pourrait, en outre, l'introduire dans les sous-divisions de la paralysie et du spasme du cœur. Mais, jusqu'à quel point est-on autorisé à conclure, d'après les faits anatomo-pathologiques, à l'existence de l'une ou l'autre forme de l'asphyxie? C'est ce qu'il serait très difficile de déterminer. Car nous avons déjà vu qu'un cœur paralysé, primitivement flasque, éprouve ensuite des spasmes après la mort et se contracte alors énergiquement. Par conséquent, cet état de prétendue hypertrophie concentrique secondaire peut prendre naissance sur le cadavre, si la tension des artères ou tout autre obstacle, par exemple le rétrécissement des orifices, ne s'oppose point à la sortie du sang contenu dans le cœur. Cette dernière condition existe ordinairement pour le ventricule droit, en ce sens que le sang ne peut plus s'écouler par l'artère pulmonaire, tandis que le ventricule gauche, surtout quand il contient beaucoup de sang liquide, peut très ordinairement réussir à se vider ; et ainsi s'explique pourquoi l'on trouve si souvent le cœur gauche dans un état de contraction très énergique et de spasme, tandis que le droit est distendu par une abondante quantité de sang.

Mais, d'un autre côté, un cœur contracté et convulsé peut redevenir flasque quand arrive la putréfaction, et recevoir dans son intérieur une portion du sang des veines voisines, de sorte que le jugement que l'on porte devient très incertain si, ainsi que cela est à peu près la règle chez l'homme, on ne pratique l'autopsie qu'un certain nombre d'heures après la mort. Pour arriver à quelque certitude sur ce sujet, il est toujours nécessaire d'en revenir aux expérimentations faites sur les animaux.

Elles donnent ce résultat général que *presque toutes les formes d'asphyxie produisent la paralysie du cœur, l'arrêt de ses mouvements dans la diastole, que ce soit l'irritation primitive du nerf vague qui en soit la cause première, le début, ou bien l'ischémie pulmonaire, ou encore un empoisonnement.* Pour le faire voir, je vais encore rapporter une expérimentation, qui présente aussi de l'importance pour ce que j'établirai plus loin.

Exp. XXIII. — *Chien couchant, petit, mais très vigoureux. Introduction dans la veine jugulaire externe gauche d'une grande quantité de petits morceaux de graisse pris sur le pannicule adipeux abdominal d'un chat mort depuis peu, et ensuite de treize petits morceaux de caoutchouc, en évitant avec soin l'entrée de l'air. Quatre jours plus tard, l'animal prend à de courts intervalles une dose d'acide prussique d'environ 1 drachme 1/2, à onze heures et demie. A trois heures trente-cinq, on obtient la mort en le pendant de façon à ce que la corde pressât davantage sur les voies aériennes que sur les veines du cou.*

Je discuterai plus tard les conditions particulières qui ont été produites dans ce cas par l'introduction des corps oblitérants ; les altérations plus anciennes qui furent constatées, notamment les petites nodosités fibroïdes du poumon, les excroissances de forme sarcomateuse de l'épiploon et du péritoine ne nous intéressent pas autrement. Nous avons trouvé, au contraire, après la mort causée par la pendaison, dans laquelle nous avons surtout tenu compte de ceci, qu'il se produisit principalement de l'apnoé et quelques troubles de la circulation au cou, nous avons trouvé, dis-je, le cœur paralysé et les deux ventricules flasques et remplis de sang. Auparavant, lorsque nous n'avions affaire qu'à un empoisonnement incomplet par l'acide prussique, nous étions accidentellement arrivés à produire une asphyxie très marquée, qui se distinguait de toutes les formes antérieurement décrites, par ceci qu'il n'existait d'obstacle direct ni dans les voies aériennes, ni dans la circulation pulmonaire, et que le poison causa au contraire un trouble extrêmement aigu dans les muscles aussi bien de la respiration que du cœur. Enfin cette forme d'asphyxie, comme toutes les autres, s'accompagnait d'opisthotonos et de modifications particulières dans l'état de l'œil. La durée de cette asphyxie étant très longue, nous vîmes ensuite se produire une paralysie croissante et complète toutefois, pendant laquelle les inspirations spasmodiques présentaient surtout de l'intérêt ; l'œil s'enfonça un peu, la pupille devint étroite, et en même il se manifesta un autre phénomène plus apparent, que nous avions déjà vu chez d'autres asphyxiés : la surface de la cornée devint sèche et surtout inégale. Auparavant, ainsi par exemple chez le chien de l'expérience XXI, j'avais cru avoir affaire à une altération plus ancienne de la cornée. Mais ici il pouvait d'autant moins s'élever des doutes sur la nature aiguë de cet état, qu'il n'existait point antérieurement, et qu'ensuite il disparut de lui-même. Il m'a semblé qu'il était en rapport avec la diminution croissante des liquides aqueux de l'œil.

Il est évident, d'après l'expérience que nous rapportons, que *les formes les plus diverses de l'asphyxie produisent des effets semblables ; et la paralysie du cœur doit être considérée comme le point central de ces effets.* On peut à peine mettre en doute que dans la majorité des cas, cette dernière soit en outre causée par *les modifications de la circulation dans les veines coronaires,* modifications que Bichat avait déjà constatées en elles-mêmes. Après n'avoir connu qu'une des raisons de cette perturbation, à savoir, l'*afflux du sang veineux,* nous y avons ajouté deux nouvelles causes : l'*ischémie des vaisseaux pulmonaires à la suite de l'oblitération des artères par des corps obturateurs ou par l'air, et la stase et la régurgitation du sang dans les vaisseaux coronaires par suite de l'accumulation du sang dans le cœur droit.* Parmi ces causes, la dernière nous paraît être de la plus haute importance, en ce sens qu'elle se produit également dans toutes les formes de l'asphyxie, et qu'à son plus haut degré elle doit nécessairement amener une stase complète du sang dans les vaisseaux nutritifs du cœur. Le résultat final est alors naturellement le même que celui que nous avons appris à connaître dans les oblitérations et dans les insufflations d'air dans lesquelles le passage du sang au delà de l'artère pulmonaire est plus ou moins complétement interrompu, et le sang n'arrive point ou ne pénètre qu'en très petite quantité dans l'oreillette gauche. La stase par interruption du cours du sang dans les vaisseaux coronaires sera généralement beaucoup plus complète que l'ischémie pulmonaire, qui n'est jamais parfaitement absolue. Elle ne doit pas faire défaut non plus dans cette dernière, et elle s'y développera même d'une façon d'autant plus aiguë, qu'elle sera plus considérable.

Je crois donc qu'il faut considérer comme la cause immédiate de la paralysie du cœur chez les asphyxiés *le défaut de circulation* dans les vaisseaux coronaires. La veinosité, ou, comme dit Wintrich, le défaut d'artérialisation du sang ne peut complétement suffire à lui seul. Partant des observations anciennes sur l'influence du sang veineux sur les muscles en général, et de l'acide carbonique sur le cœur en particulier, Brown-Séquard (*Exp. researches applied to physiology and path.* 1852; *Gaz. méd. de Paris,* 1854, n° 9, p. 136) prétend avoir constaté que l'activité du cœur est d'autant plus excitée, qu'il y a davantage d'acide carbonique contenu dans les vaisseaux du cœur. Mais le sang veineux lui-même n'est pas si pauvre en oxygène, qu'il ne soit en état de soutenir pendant longtemps encore l'activité musculaire, aussi longtemps seulement qu'il sera remplacé par de nouvelles masses de sang. Les choses se passent tout autrement quand il y a interruption du cours du sang. Plus cette interruption est brusque, et plus la paralysie se produit rapidement, car la quantité relativement petite de sang, qui est directement contenue dans les capillaires du cœur, a bientôt perdu son oxygène. Car, en somme, tout dépend surtout de ce gaz.

Bichat laisse indécise cette question, si ce sont les fibres musculaires qui sont immédiatement atteintes ou les filets nerveux; les résultats, dit-il, ne permettent de rien distinguer sur ce sujet.

Aujourd'hui encore il n'est pas possible de faire une réponse précise à cette question, mais il me paraît que beaucoup de raisons tendent à faire croire que ce sont les muscles qui sont atteints. Stannius (*Zwei Reihen physiologischer Versuche,* Rostock, 1851, S. 14. *Müller's Archiv.* 1852, S. 97) a déjà fait voir que l'acide cyanhydrique, mis en contact immédiat avec les nerfs moteurs et les muscles, n'entrave point l'activité des premiers, mais paralyse les derniers. Il est donc très probable que la paralysie du cœur, dans l'empoisonnement par l'acide cyanhydrique, doit être rapportée à une semblable paralysie directe. D'un autre côté, Brown-Séquard (*loc. cit.*, p, 136) a trouvé que l'excitation galvanique du nerf vague produit une contraction des vaisseaux du cœur, et il en fait dépendre l'arrêt du cœur dans la diastole. Les anciennes expériences sur la faculté d'action des muscles, en rapport avec différentes espèces de gaz, ont été reprises nouvellement et avec plus de précision par Georges Liebig (*Muller's Archiv.*, 1850, S. 393), et elles ont fait voir que la substance musculaire s'empare réellement de l'oxygène et forme de l'acide carbonique, que la faculté d'action des muscles se conserve le plus longtemps dans un air renfermant de l'oxygène, et que l'acide carbonique modifie directement la substance musculaire. On pourrait donc, en tous cas, considérer les muscles comme étant, dans les paralysies du cœur, les éléments qui sont essentiellement affectés, et chercher, dans la majorité des cas, la cause de leur paralysie dans le défaut d'apport d'oxygène, sans que toutefois l'importance de la stase sanguine et de l'acide carbonique du sang veineux perdent en rien de leur valeur.

D'après cela, pour la question qui nous occupe directement, l'oblitération aiguë de l'artère pulmonaire par des corps obturateurs devrait donc produire les résultats suivants :

La conséquence immédiate de l'ischémie pulmonaire est l'interruption du sang contenant de l'oxygène dans les artères coronaires du cœur et dans les artères de la grande circulation, ainsi que la stase du sang veineux dans le cœur droit, dans les veines coronaires et dans les veines de la grande circulation. Il en résulte l'arrêt du cœur dans la diastole, l'extension tétanique des muscles de la volonté, la lenteur plus grande de la respiration, la dilatation des pupilles, la saillie du globe oculaire, etc., *et très rapidement la mort complète.*

Une autre question qu'il faut discuter dans l'oblitération de l'artère pulmonaire est celle de température du corps. Si le poumon était, comme on l'a si longtemps admis, l'appareil calorificateur spécial du corps, il devrait se produire, même dans les oblitérations peu considérables de ses artères, un abaissement notable de la température. Car même dans les cas où les vaisseaux restés libres formeraient encore un espace suffisant pour le passage du sang, son cours devrait être tellement accéléré qu'une respiration complète ne pourrait plus alors se produire. Les expériences ont donné les résultats suivants :

Chez le chien de l'exp. XXI, chez qui on fit d'abord une injection avec du sang putréfié, la température dans l'anus s'accrut, après l'injection, de 40°,3 à 40°,4, redescendit bientôt après à 40°,3, mais remonta deux heures plus tard à 42°,3, tandis que le pouls s'était élevé à 120 et la respiration de 38 à 40. Mais, dès la matinée suivante, la température était redescendue à 39°,9, bien que le pouls et la respiration restassent aussi élevés. Le soir du second jour, au contraire, le pouls était tombé à 80-84 et la respiration à 36 ; la température monta de nouveau à 40°,5, à la suite, me parut-il, d'une inflammation violente et sanieuse de la plaie du cou. A partir de ce moment, il y eut une relation assez constante entre la fréquence des contractions du cœur et celle des respirations, et la température se maintint en moyenne de 39°,3 à 39°,6. Après l'introduction de gros morceaux de muscles, qui eut lieu six semaines après l'injection de sang putride, l'animal était revenu à un état parfait de santé, la température ne changea pas, bien que la respiration eût monté à 52-60, et même lorsque la mort survint d'une façon aiguë, il se passa encore quelque temps avant que la température s'abaissât dans l'anus.

Chez le chien de l'expérience XXIII, la température s'éleva dans l'anus, après l'introduction de morceaux de caoutchouc et de graisse dans l'artère pulmonaire de 40°,15 à 40°,4, tandis que le pouls ne changeait pas et que la respiration s'accélérait beaucoup au contraire. Toutefois, le lendemain la température était descendue à 39°,9, et le pouls donnait quelques pulsations de moins. Le jour suivant, au contraire, la pneumonie s'étant développée d'une façon positive, nous eûmes, malgré le ralentissement de la respiration et l'état toujours le même du pouls, 40°,2 pour la température. Même observation le troisième jour. Le quatrième, on donna de l'acide cyanhydrique. La température resta constante, malgré une augmentation dans la fréquence du pouls, et lorsque l'animal fut tombé dans un état de faiblesse où l'irritabilité était très élevée, elle s'éleva à 40°,9.

Nous constatons donc aussi bien après l'injection putride qu'après l'empoisonnement incomplet par l'acide cyanhydrique, dans l'espace de quelques heures, une élévation de température, qui fut même très considérable dans le premier cas. Mais on ne put constater, après l'oblitération de l'artère pulmonaire, aucune modification notable. En outre, il existe dans les deux expériences *une relation constante entre le pouls, la respiration et la température ;* tandis que le développement de la pneumonie, qui aurait plutôt dû produire un nouvel obstacle à la circulation, donna, dans le second cas, *une élévation notable de la température, sans augmentation dans la fréquence du pouls.*

Je dois encore rapporter quelques autres expériences que j'ai pratiquées avec M. le docteur Friedreich (1).

Il résulte de ces expériences, avec une grande certitude, que l'*acte de la respiration a une influence directe extrêmement faible sur la production de la chaleur.* En tous cas, on constata immédiatement après l'oblitération des grosses branches de l'artère pulmonaire un abaissement de la température dans l'anus et dans le vagin; mais il n'était que momentané. Dans le premier cas (exp. XXIV), quatre corps oblitérants furent introduits en moins d'une heure. La température descendit assez rapidement de 39°,4 C. à 38°,75, et même dans les vingt premières minutes à 38°; il y eut donc un abaissement de 1°,4 C.; mais, une demi-heure plus tard, le thermomètre était remonté à 39°,2, et au bout de quatre heures, à 39°,6; la température était donc, en dernier lieu, plus élevée qu'au début de l'expérience. Dans le second cas (exp. XXV), la température de l'anus était, avant l'opération, de 38°,5, et descendit, après l'introduction de quatre corps obturateurs, à 38°, c'est-à-dire d'un demi-degré, de sorte que le sang de la veine jugulaire et la muqueuse du rectum étaient à la même température. Mais une heure après l'opération, le thermomètre était déjà remonté à 39°, et au bout de quatre heures à 40°, dépassant ainsi le point où il se trouvait au début de l'expérience de 0°,5 et 1°,5. Enfin, dans le troisième cas, la température de l'anus, après l'introduction de trois morceaux de muscles, descendit dans le premier quart d'heure de 39°,1 à 38; mais, dès le lendemain, elle se trouvait à 40°,6.

En outre, on ne peut même pas affirmer avec certitude que cette diminution si légère et si peu persistante de la température soit causée par la suppression d'une partie des voies destinées au cours du sang dans le poumon. Outre que dans d'autres cas (exp. XXI et XXIII) il n'y eut pas diminution de la température dans les cas où cette suppression existait, d'autres causes que l'oblitération d'une partie de l'artère pulmonaire peuvent l'expliquer. Je ne parlerai pas de la perte de sang causée par l'opération, car elle a été trop faible pour pouvoir entrer en ligne de compte. Mais tous les animaux, fort agités avant et pendant une opération, deviennent ensuite plus calmes, et ces divers états, qui influent d'une manière souvent très manifeste sur le nombre des contractions du cœur et des inspirations, exercent certainement une grande action sur l'état de la température.

D'un autre côté, nos expériences nous ont appris que la suppression d'une partie des voies pulmonaires n'est point incompatible avec une exaltation de la température due à d'autres causes. Nous avions déjà constaté chez le chien qui fait l'objet de l'expérience XXIII, après une intoxication incomplète par l'acide cyanhydrique, une augmentation de la température qui arriva à 49°,9. Elle se manifesta d'une manière encore bien plus évidente dans les expériences XXIV et XXVI, dans le cours de pneumonies causées par les corps obturateurs, pneumonies dont les périodes d'augment et de déclin se reconnurent très nettement aux variations de la température. Au degré le plus intense de ces pneumonies, la température du premier chien était de 41°,6, ce qui est une augmentation de chaleur qu'il est très rare de rencontrer, Nous n'observions pas non plus dans cette série d'expériences de rapport parfaitement constant entre la température, le pouls et la respiration, bien que cependant on reconnût en général dans la marche de leurs modifications une relation assez régulière. Mais l'influence de la *section des nerfs vagues,* entre autres, montre bien jusqu'à quel point ces trois phénomènes peu-

(1) Nous avons omis ici un tableau dans lequel l'auteur expose ses expériences jour par jour, et même heure par heure. Les détails dans lesquels il entre ensuite, et où tous les résultats importants sont mentionnés, le rendaient inutile.

vent différer les uns des autres. Dans l'expérience XXIV, après la section des nerfs vagues et l'ouverture de la trachée, la température descendit de 39°,4 à 38°,8, tandis que le pouls monta de 96 à 120, et que le nombre des respirations s'abaissa de 25 à 8. Après la section d'un seul nerf vague (exp. XXV), la température tomba de 39°,3 à 38°,7. Mais, dans d'autres expériences, qui n'appartiennent point à cette série, elle demeura constante. Chez un chat, la température de l'anus, après la section d'un seul nerf vague, descendit rapidement de 38° à 36°,8, puis à 36°,5; chez un lapin, elle s'abaissa de 39°6 à 38°,3, et même le lendemain à 37°,52; mais, quatre jours plus tard, elle remonta à 39,25. Chez ce chien, également après la section d'un seul nerf vague, la température descendit de 40° à 39°, puis à 38°5; elle se maintint à ce dernier chiffre pendant vingt-quatre heures; la ligature d'une des carotides ayant été alors pratiquée, elle tomba à 38°,2. Enfin, chez un autre chien, j'observai un abaissement de 38°,5 à 35°,3 et 35°,8; mais, chez lui, il persista peu, car trois heures après la section le thermomètre était remonté à 38°,3.

Il résulte de toutes ces expériences que la section, même d'un seul nerf vague, exerce sur les sources de la chaleur une influence qui est variable, mais toujours plus grande que celle de la suppression d'une partie de l'artère pulmonaire. Comme il est à peu près certain que le volume des capillaires de l'artère pulmonaire doit être dans un rapport régulier avec la quantité d'oxygène qui pénètre dans leur intérieur, il résulte encore de ces expériences que cette pénétration de l'oxygène n'est point une source aussi directe de chaleur qu'on l'a si longtemps supposé.

Modifications du thrombus.

Nous nous sommes surtout occupés jusqu'ici des effets et des conséquences de l'interruption du courant sanguin produite dans l'artère pulmonaire par des corps obturateurs. Nous allons maintenant étudier l'*influence des thrombus formés autour des corps obturateurs par la coagulation consécutive du sang.* Nous avons déjà vu que ces thrombus peuvent subir diverses métamorphoses, dont la nature doit évidemment exercer une influence des plus grandes et inévitable sur les modifications du parenchyme pulmonaire environnant. Mais comme ces modifications, de leur côté, doivent réagir d'une façon persistante et notable sur la marche des métamorphoses du thrombus, il est nécessaire d'étudier séparément et avec soin, aussi bien les diverses métamorphoses possibles que les conditions de leur production. Examinons d'abord les diverses formes que peut revêtir la métamorphose.

I. L'*organisation.* — L'organisation la plus complète que j'aie obtenue dans mes expériences, je l'ai observée dans le cas suivant :

Exp. XXVII. Introduction d'un fragment de caoutchouc assez long et trilatéral dans la veine jugulaire gauche d'un chien de petite taille, à huit heures du soir. Le lendemain matin, il était un peu triste, mais il se remit bientôt complétement. La blessure guérit très bien. Un mois plus tard, il fut soumis à une autre expérience et tué. Le fragment de caoutchouc se trouvait dans le lobe inférieur du poumon gauche, en avant d'une des bifurcations de l'artère pulmonaire. Il était complétement enveloppé d'une membrane mince, lisse, cohérente, qui était adhérente avec la paroi vasculaire, aux trois angles du corps obturateur, tandis que sur les trois faces latérales, la lumière du vaisseau était conservée. L'artère pulmonaire était donc divisée en trois canaux distincts, qui se réunissaient ensuite, et dont chacun était limité d'un côté par la paroi de l'artère pulmonaire, de l'autre par la membrane qui enveloppait le caoutchouc. Dans cette membrane se trouvaient des vaisseaux très évidents qui provenaient de la paroi de l'artère pulmonaire. Après avoir suivi, en nombre assez grand, un trajet parallèle, ils se divisaient pour aller s'anastomoser aux différents points d'adhérence de la membrane avec la paroi. En examinant la membrane au microscope, on la trouva complétement organisée. Elle était formée par un tissu très épais, à stries longitudinales, dans lequel on ne constata pas nettement l'existence de fibrilles indépendantes, mais qui se sépara plutôt en une grande quantité de fascicules minces et parallèles, dont la dissociation mit en liberté un grand nombre de cellules allongées et fusiformes, contenant de beaux grands noyaux ovales. En traitant par l'acide acétique, tout devint transparent, et on n'aperçut plus que les noyaux à contours très sombres, sous forme de corps longs, minces, ayant la plupart la forme d'aiguilles, un peu contournés en spirales et terminés en pointes; les vaisseaux étaient longs et munis d'une seule membrane. Le parenchyme pulmonaire environnant était normal. La veine jugulaire gauche, dans une étendue assez grande, avait complétement disparu dans la cicatrice. Les extrémités supérieures et inférieures se terminaient en cet endroit en forme d'entonnoir.

Je considère cette expérience comme une des plus importantes pour l'établissement de la doctrine de l'organisation des thrombus. L'animal fut tué un peu plus de quatre semaines après l'introduction du corps obturateur. Pendant cet espace de temps, le thrombus s'était non seulement *organisé,* mais aussi *vascularisé,* et la forme particulière que possédait le fragment de caoutchouc introduit avait, en outre, permis l'établissement d'une forme spéciale de canaux entre le corps obturateur et le thrombus — la soi-disant *canaliculisation.* On sait qu'on a longtemps discuté pour savoir si le thrombus s'organisait et se vascularisait ; mais bien qu'on ait cru souvent la question résolue, elle est cependant toujours restée dans le doute. Malgré les nombreuses expériences de John Hunter, de Stelling et de Zwicky, qui étaient affirmatives, le doute est précisément devenu, dans ces derniers temps, de plus en plus prédominant, et la querelle élevée à propos de *la formation extra-cellulaire des cellules et de la plasticité de la fibrine,* s'est rattachée à cette question.

Pour la bien juger, il ne faut pas oublier que le *fait* de l'organisation du thrombus est indubitable (voyez mon *Handb. der Spec. Path. und Therapie,* I. S. 255, 330), et que le mode seul de la marche de l'organisation est susceptible d'interprétations diverses. Ainsi qu'il arrive souvent, dans la chaleur de la discussion, le fait lui-même a été contesté; mais quand on examine avec attention les opinions de ceux qui l'ont attaqué, il est facile de se convaincre, qu'ils pensaient, dans le fait, comme nous. Ainsi, dans ces dernières années, on s'est notamment appuyé sur quelques assertions que feu mon ami Reinhardt avait émises à propos de ces questions. Malheureusement, ces assertions sont fort brièvement exprimées, disséminées dans divers travaux (*Deutsche Klinik,* 1851, S. 389. *Reinhardt's path. anat. Untersuchungen, Herausg. von Leubuscher,* 1852, S. 42) et elles manquent de preuves à l'appui. Les recherches que Reinhardt avait faites sur le développement des corpuscules du pus lui avaient donné cette conviction, que ces corpuscules naissent d'une substance formatrice liquide, et, généralisant cette opinion, il en conclut qu'ailleurs les substances formatrices devaient être liquides. Mais comme dans la soi-disant organisation de la fibrine, l'organisation se montre d'abord à la périphérie, au point où la fibrine est en contact avec les tissus voisins, et de là s'étend ensuite progressivement, Reinhardt croyait qu'il se formait d'abord entre le caillot et le tissu voisin une couche de substance organisée, et que la fibrine était ensuite peu à peu résorbée. Le même fait avait déjà, comme on sait, donné occasion à Jul. Vogel d'établir *la loi d'analogie de for-*

mation (1). En tous cas, c'est un fait indubitable, qu'au même lieu où s'était d'abord déposé un caillot fibrineux (ou sanguin) il se forme peu à peu un tissu organisé, et que dans la plupart des endroits où l'on rencontre ce dernier, il ne se serait certainement point développé, si le caillot n'avait point préalablement existé. Il ne s'agit donc plus que de savoir si les parties constituantes du caillot lui-même sont le point de départ des tissus de nouvelle formation, ou si ces derniers naissent de quelque autre tissu et s'ajoutent supplémentairement à lui. Car dire que la fibrine est résorbée pour faire place au nouveau tissu, c'est faire une pure hypothèse.

Quant à la régénération des tendons incisés, une des preuves sur lesquelles s'appuyait Reinhardt, j'ai engagé M. Boner (*Archiv*, VII. S. 162) à faire de nouvelles recherches, qui ont simplement confirmé les anciens résultats obtenus par Pirogoff et Thierfelder, et plus récemment par Gerstäcker (*De regeneratione tendinum post tenotoniam exp. ill. Berol,* 1851), à savoir, que l'organisation a lieu dans le coagulum extravasé. J'ai examiné moi-même le thrombus des artères à plusieurs fois et à différentes périodes, et je ne puis m'empêcher non plus de croire que le tissu de nouvelle formation se développe *dans l'intérieur* même du thrombus. Et précisément, des expériences telles que la dernière que j'ai communiquée sont d'un grand poids dans cette question, puisqu'elles montrent que, même en des points où le caillot ne touche point la paroi vasculaire, mais est en contact d'un côté avec le courant sanguin, et de l'autre avec un corps étranger, l'organisation se produit. Très souvent j'ai examiné la partie du tissu qui coiffe ou enveloppe l'extrémité du fragment de caoutchouc qui regarde le cœur, et forme une partie du caillot enveloppé, et j'ai toujours constaté d'une façon positive son organisation définitive.

Depuis Hunter jusqu'à Stilling, la question de l'organisation a surtout été soulevée à propos de la formation nouvelle des vaisseaux, de la vascularisation, que l'on considérait comme l'analogue de l'*area vasculosa* de l'œuf de poule, regardé comme la règle de l'organisation. Notre expérience montre très bien que l'on a eu certainement raison lorsqu'on a distingué la vascularisation, c'est-à-dire la formation de *nouveaux* vaisseaux *dans* le thrombus lui-même, de la canaliculisation, c'est-à-dire de l'ouverture ou de la conservation de segments isolés de la lumière du vaisseau *ancien à côté* du thrombus. Chaque fois que le thrombus ne remplit point complétement l'ancienne lumière, ou qu'il n'est point adhérent avec toute la surface interne du vaisseau, il persiste des canaux latéraux, souvent très petits à la vérité, par lesquels le sang passe de la partie supérieure du vaisseau dans sa partie inférieure, de sorte qu'une certaine continuité se trouve conservée. Cette continuité est quelquefois parfaitement régulière, et on peut introduire et faire passer une sonde à côté du thrombus. Mais ordinairement la continuité est plus irrégulière, et interrompue par quelques cordons ou traverses, ou le canal latéral a un trajet sinueux et même spiraliforme, ou enfin, au plus haut degré d'irrégularité, la lumière du vaisseau est remplacée par un réseau à mailles fines, par une sorte de tissu aréolaire ou caverneux et la dégénérescence en forme de sinus (*sinus artig Degeneration*) se produit. Bien différente de toutes ces variétés de canaliculisation est la vascularisation qui part des *vasa vasorum,* et produit dans l'intérieur du réseau de mailles ou du caillot adhérent, c'est-à-dire dans l'intérieur même de l'ancienne lumière du vaisseau, un réseau vasculaire n'ayant pas de communication directe avec la lumière même du vaisseau, et ordinairement très fin. L'existence de ce réseau vasculaire est indubitable ; quelquefois il prend une grande extension, et il est toujours facile de le constater avec le microscope.

(1) Ce n'est pas Jul. Vogel qui a le premier établi cette loi, mais Geoffroy Saint-Hilaire. (N. du trad.)

Lorsque les embryologistes en arrivèrent, après avoir découvert l'*area vasculosa*, à constater successivement les stries du vitellus et une formation propre de tissu, il ne fut plus suffisant de rechercher seulement les vaisseaux nutritifs des thrombi, il fallut encore rechercher, dans leur structure, de véritables éléments histologiques, ce qui fut fait, notamment par Zwicky. Actuellement, il est hors de doute qu'au bout d'un certain temps le thrombus n'est plus constitué par de la fibrine, mais par du tissu conjonctif, et que ce dernier, outre un pigment granuleux et cristallisé, disséminé dans son épaisseur (*Archiv*, I. S. 453), contient et des éléments celluleux, et une substance inter-cellulaire. Cette dernière reste longtemps homogène et compacte, mais je me suis convaincu à plusieurs reprises qu'à une époque plus avancée elle revêt une structure véritablement fibrillaire, annelée. J'ai observé la première dans les expériences XIX et XXVII.

Donc puisqu'il peut survenir déjà au bout de quatre semaines, comme résultat de l'organisation du thrombus, un tissu conjonctif contenant des cellules et riche en vaisseaux, d'où proviennent les éléments de ce tissu? Lorsqu'il y a près de deux ans j'étudiais cette question, je crus devoir attribuer ces éléments à une formation nouvelle survenant dans la fibrine et analogue à la striation du vitellus et à la formation des cellules de l'embryon, car je ne fis pas attention, et j'eus cela de commun avec tous mes contemporains, que cette dernière a lieu dans l'intérieur d'une cellule et non pas dans un blastème libre. D'un autre côté, j'avais vu les globules blancs du sang subir des métamorphoses rétrogrades dans des conditions si diverses, et entre autres dans les thrombi eux-mêmes, que je me crus autorisé à les considérer comme le point de départ des formations nouvelles (*Med. Zeitung der Vereins f. Heilk. in Pr.* 1847. *Sept. Liter. Beilage*, n° 35). Mais je ne vis pas d'autre possibilité. Quant à admettre que le sang fournit un blastème liquide spécial, qui imbiberait le thrombus, la chose me paraît au moins douteuse, car le thrombus n'est autre chose que du sang coagulé, et à mesure qu'il s'organise, la siccité augmente. Il était encore difficile d'admettre qu'un exsudat liquide fût exhalé par la paroi vasculaire, surtout dans les cas où la plus grande partie du thrombus n'était point contiguë à cette paroi et cependant s'organisait. Maintenant encore ces dernières raisons me paraissent avoir un grand poids, tandis que, pour ce qui est des idées générales, mon point de vue est au contraire devenu tout autre, car non seulement mes propres recherches, mais aussi celles d'un très grand nombre d'observateurs, ont singulièrement rétréci le nombre des cas de soi-disant formation libre de cellules au sein d'un blastème. A vrai dire, je considère l'organisation du caillot de fibrine comme le dernier appui de la théorie de l'épigénèse des cellules, et encore cet appui me paraît-il extrêmement fragile.

Mais il ne faut pas oublier non plus qu'il est possible que les éléments du tissu croissent de dehors en dedans, c'est-à-dire qu'ils proviennent de la paroi vasculaire surtout, puisqu'il est très vraisemblable qu'en beaucoup de points les vaisseaux nouvellement formés naissent des anciens par une formation successive de bourgeons (voyez Jos. Meyer, *Annalen der Charité Krankenhauses, Jahrg.* IV. S. 41). Je n'ai point examiné les thrombi à ce dernier point de vue, mais il ne me paraît point admissible qu'on puisse expliquer la formation des éléments celluleux du tissu conjonctif dans le thrombus par un développement primitif, se faisant de dehors en dedans, des éléments de la paroi. A une époque où l'organisation du thrombus est déjà fort avancée, on trouve la paroi encore parfaitement lisse et plane, à peine modifiée, et dans les coupes que l'on fait pour l'examen microscopique, la paroi ancienne se sépare très visiblement du produit nouveau. Quand on veut, du reste, déterminer avec précision les premiers débuts de l'organisation, on rencontre d'extrêmes difficultés. J'ai déjà entrepris en 1851, dans le but d'y arriver, une série particulière d'expériences, dans laquelle, pour procéder avec plus de méthode et de certitude, je me restreignis à l'étude, dans la membrane enveloppante du thrombus qui se forme chez les chiens, dans l'artère pulmonaire, autour du fragment de caoutchouc, de cette seule portion dont j'ai déjà parlé plus haut et qui coiffe l'extrémité du thrombus. Dès le septième jour après l'introduction du corps obturateur, je trouvai la fibrine, que je séparai avec le soin le plus minutieux en tranches très minces, tout à fait homogène et renfermant, dans un ordre très régulier, des élément en forme d'étoiles, en partie anostomosés, en partie isolés, dans lesquels se trouvait toujours une masse sombre, légèrement granuleuse, le plus souvent ovale et allongée, à la place de laquelle, après que j'avais traité par l'acide acétique, apparaissaient des noyaux très évidents. Le tout avait la plus grande ressemblance avec le tissu destiné à s'ossifier. Ayant examiné ensuite à des époques plus récentes, je retrouvai une formation semblable dès le second jour (*Würzb. Verh.* 11. S. 315), et finalement je ne pus m'empêcher de revenir à la transformation particulière que les globules blancs du sang éprouvent dans les caillots de fibrine par suite de la rétraction de ces derniers, et que j'avais déjà mentionnée. Faudrait-il donc en réalité admettre que les *globules blancs du sang pourraient bien être l'origine des corpuscules du tissu conjonctif qui se développent plus tard ?*

Une circonstance surtout qui me paraît parler en faveur de cette opinion, c'est que j'ai rencontré également de très bonne heure, et entre autres cas, dès le sixième jour, en des points isolés du thrombus, de petites cellules rondes, dépourvues de noyaux, et arrivées à un degré plus ou moins avancé de la métamorphose graisseuse; et même dans quelques cas j'ai trouvé très certainement des globules blancs du sang enfermés dans le thrombus. Quelquefois cette métamorphose graisseuse était si constante et si abondante, que certaines parties du thrombus étaient toutes tachetées par la masse de cellules se remplissant de granulations graisseuses et de globules de graisse qu'elles renfermaient. Mais si grande que soit l'importance de ce fait, cependant il n'est pas décisif, car je n'ai jamais vu le thrombus subir entièrement cette métamorphose. C'étaient ou des portions isolées de ce dernier, ou même seulement quelques cellules isolées, disséminées, dans lesquelles se développait cette transformation rétrograde, de sorte qu'il est encore très possible qu'une autre portion des globules blancs soit cependant susceptible de se développer. Le caillot doit naturellement renfermer toutes les parties constituantes du sang, et il peut facilement arriver que des globules blancs de tout âge y soient compris; les plus anciens seraient alors ceux qui se détruisent, tandis que les plus jeunes persisteraient et se développeraient.

II. — Une autre métamorphose possible du thrombus est sa transformation en *détritus*, qui comprend deux variétés : le *simple ramollissement* et la *décomposition putride*. La première transformation, qui est si fréquente dans les thrombus spontanés de l'homme, s'est présentée plus rarement dans les expériences et m'a paru, dans le plus grand nombre des cas, représenter plutôt le premier degré de la décomposition putride. Cependant je pus toujours les distinguer très bien l'une de l'autre. Le simple ramollissement produisait le plus souvent une substance un peu épaisse, de consistance butyreuse ou sébacée, onctueuse et d'un blanc jaunâtre, dans laquelle les globules rouges du sang et peut-être même l'hématine étaient détruits et dans laquelle il ne se trouvait plus, à côté des restes des globules blancs, qu'une substance finement granuleuse. Plus la décomposition putride faisait de progrès et plus cette substance devenait liquide, d'un jaune sale ou d'un gris blanchâtre, fétide, mêlée de vésicules de gaz; souvent elle avait l'apparence du pus mal lié, sans renfermer cependant d'éléments histologiques naissants (de globules de pus). La transformation en un détritus simple ou putride se produisit dans la plupart des expériences faites avec la moelle du sureau et des substances organiques. Comme preuves à l'appui, je citerai encore quelques expériences :

Exp. XXVIII. — Le 12 mai 1847, à sept heures du soir, la jugulaire gauche d'un petit épagneul fut mise à nu, comprimée en haut, incisée, et on y introduisit avec un tuyau de plume trois morceaux du muscle oblique externe d'un chien tué quatre heures auparavant par de la strychnine et du worara. Ils furent coupés en un point qui, jusque là, n'avait point été en contact avec l'air. Ils furent conduits et poussés par une sonde boutonnée, jusqu'à ce que le dernier fût arrivé dans le cœur. Il entra alors un peu d'air dans la veine, et aussitôt les battements du cœur devinrent très fréquents et très irréguliers, on entendit à l'auscultation un frémissement ou un bouillonnement particulier, qui cependant cessa bientôt, et alors les contractions du cœur redevinrent plus lentes et plus régulières, et les bruits normaux. On fit ensuite une double ligature à la veine, et la plaie fut fermée par un point de suture. — Le lendemain matin, l'animal était un peu abattu et la respiration un peu accélérée. Le 14, à six heures et demie du soir, le chien était très fatigué, ses mouvements étaient pénibles, le pouls à 160, la respiration laborieuse et suspirieuse, le côté gauche de la poitrine très distendu, mais sans que le son qu'il rendait à la percussion fût notablement modifié. Respiration vésiculaire à droite; à gauche, absente en bas; un peu obscure en haut. La plaie sécrétait un pus crémeux de bonne nature. Le 15, à dix heures et demie du matin, même état pour la fréquence du pouls et la respiration suspirieuse ; la sécrétion de la plaie a un aspect crémeux et de bonne nature. En percutant, on obtient à gauche, à peu près vers le milieu du thorax, près de la colonne vertébrale, en un point ayant environ 1/2 centimètre de diamètre, un son mat. Dans l'inspiration, on entend un râle à grosses bulles, qui, dans l'expiration, est couvert par le bruit suspirieux. A droite, en haut, respiration vésiculaire ; la partie inférieure ne fut pas, comme je m'en aperçus plus tard, examinée avec assez de soin. On tua l'animal en ouvrant la carotide, et on l'ouvrit aussitôt.

La plaie du cou présentait une surface couverte de granulations, légèrement suppurante; la veine était normale. La pointe du lobe inférieur du poumon gauche était, près de la colonne vertébrale, agglutinée à la plèvre costale par une couche d'exsudat solide, sèche, assez épaisse et d'un blanc-jaunâtre; au-dessous se trouvait une nodosité deprès de 3/4 de centimètre de diamètre, un peu affaissée dans son milieu, d'un gris-rougeâtre, recouverte par la plèvre, un peu ratatinée, et d'un rouge-noir intense à son pourtour. En incisant, on trouva au milieu une masse liquide rougeâtre, sanieuse, de réaction alcaline, qui, examinée au microscope, renfermait dans un parenchyme pulmonaire macéré et gangrené, principalement des cellules en voie de destruction, et quelques vésicules de gaz; immédiatement en dehors, à son pourtour, se trouvait une portion de tissu d'un gris-rougeâtre, homogène, remplie par un exsudat solide ; plus en dehors encore, le parenchyme, dans une certaine étendue, était privé d'air et d'un rouge-noir intense. L'artère pulmonaire, dans l'intérieur de la collection sanieuse, était complètement flasque et macérée, très élargie ; il était encore possible de reconnaître ses membranes au microscope, mais elles étaient remplies dans toute leur épaisseur de cellules macérées et d'un détritus granuleux. Le fragment de muscle qu'elle contenait se reconnaissait très nettement ; il était en partie macéré, en partie décoloré ; les vaisseaux primitifs étaient en partie bien conservés, en partie réduits, dans leur intérieur, en une masse granuleuse mêlée de graisse. A côté du fragment de muscle, la lumière du vaisseau contenait un peu de détritus avec des restes de cellules, et du côté du cœur se trouvait un caillot encore rouge, non désagrégé. En ce point, la paroi vasculaire était très épaissie, un peu molle, d'un blanc-jaunâtre, et complétement infiltrée de cellules granuleuses, à un et plusieurs noyaux, et d'un détritus granuleux. Les bronches étaient d'un blanc-rougeâtre, remplies d'une matière sanieuse. A droite, le lobe inférieur du poumon était presque entièrement altéré, et agglutiné à la paroi costale par des couches de fibrine épaisses, sèches et d'un blanc-jaunâtre; la plèvre viscérale était en grande partie privée de vie, d'un gris-rougeâtre, affaissée, d'un rouge-noir très foncé à son pourtour. En incisant, on trouva également une collection de liquide sanieux et le parenchyme macéré; les conditions étaient, du reste, les mêmes qu'à gauche.

Exp. XXIX. — Le 29 avril 1847, à sept heures du soir, on introduisit dans le système veineux d'un chien de chasse grand et brun, six morceaux, d'un volume variable, d'un carcinoma bulbi extirpé le matin par M. Jüngken, et les parties où l'on prit ces morceaux étaient les unes fermes et solides, les autres réticulées, les autres molles et médulleuses. Le lendemain, le chien se trouva très bien; mais, le 1er mai, il était un peu abattu, bien qu'il mangeât encore avec appétit. Le 2, à trois heures de l'après-midi, il se trouvait très abattu, il était presque toujours couché, avait de la peine à marcher, et poussait fréquemment des soupirs. Pouls à 150, respiration sans modifications notables, bruits normaux; à la percussion, à gauche, en avant, un peu de matité. Le 3, il se remit à manger un peu, et il resta presque toujours couché; son pouls était très fréquent. Le 5, au matin, il fut trouvé mort; les extrémités étaient contractées, il était encore chaud. — Autopsie à onze heures du matin : Pneumo-thorax à droite. La plaie du cou est un peu sanieuse; la veine a été coupée par les fils des ligatures; ses membranes, en haut et en avant, sont un peu épaisses, blanchâtres, et comme calleuses. Dans son intérieur se trouve un caillot de bonne apparence, consistant. Jusqu'à l'embouchure de la première branche qui s'ouvre dans son intérieur, le vaisseau est très collapsé; à partir de ce point, on trouve du sang fraîchement coagulé avec de grands amas, en forme de grappes, de globules blancs. Dans les deux cavités de la plèvre existe une quantité abondante d'un liquide sanguinolent, d'un gris-rougeâtre et sale, qui contient des globules du sang encore bien conservés et de nombreuses cellules granuleuses à un ou plusieurs noyaux, dont quelques-unes sont remplies par une grande quantité de petits globules graisseux; les vaisseaux de la plèvre sont fortement injectés et forment fréquemment des séries de courbes ou d'arcades; l'injection est surtout marquée sur les petites masses de graisse du diaphragme et du médiastin. Le poumon est rétracté; à droite le lobe moyen est complétement détruit; une fois qu'on eut détaché la plèvre, fortement adhérente à la paroi costale, on aperçut la surface, inégale et noduleuse, d'un gris-jaunâtre, frappée de mort. Adhérence récente à la hauteur du lobe supérieur. La partie inférieure et la surface externe du lobe supérieur présentent des taches d'un rouge sombre, qui alternent avec des points d'un blanc trouble et mat; vésicules de gaz sous la plèvre. A gauche, c'était le lobe supérieur qui était le plus altéré. Il était tout entier réduit en une masse molle par la gangrène. Dans l'artère pulmonaire se trouvaient les caillots désagrégés, et en outre un détritus fibrineux abondant, mêlé de corpuscules incolores qui avaient la plupart un noyau unique. Le sang était bien coagulé.

Ces expériences, rapprochées de celles dont nous avons déjà donné les résultats, sont suffisantes pour établir l'influence défavorable qu'exercent généralement les corps organiques tant sur la métamorphose du thrombus que sur le parenchyme pulmonaire environnant. Elles prouvent de la manière la plus évidente, pour les morceaux de muscles, que leur propre décomposition se produit toujours avec une vitesse égale à celle des modifications du thrombus, car j'ai trouvé, dès cette époque, ce que R. Wagner a constaté depuis en introduisant des substances organiques dans la cavité abdominale d'animaux vivants, que les faisceaux primitifs se désagrégent par suite de l'apparition, dans leur intérieur, d'une graisse finement granuleuse (exp. VIII et XXVIII). Le tissu conjonctif graisseux est de tous celui qui semble proportionnellement le moins nuisible, car nous n'avons pas trouvé qu'il produisait de bien plus grandes modifications que les fragments de caoutchouc introduits en même temps (exp. XXIII). Mais ces substances elles-mêmes se modifièrent considérablement. Le caoutchouc se décolora et la graisse commença à subir une sorte de division émulsive, et prit en même temps une apparence particulièrement trouble et opaque, comme si elle eût été saponifiée. Les fragments du fongus médullaire se comportèrent comme les muscles. Ils déterminèrent, comme eux, une inflammation purulente avec pneumo-thorax, mais à marche encore plus grave.

Cependant, il ne faut pas attribuer une trop grande importance à cette influence des corps obturateurs. Presque toujours je trouvai que le thrombus enveloppant n'avait pas subi partout la même métamorphose, et dans l'expérience XXVIII, notamment, il existait une différence très sensible entre l'extrémité qui regardait le cœur et celle qui était dirigée vers la périphérie. La première était encore rouge en nombre de points, non modifiée, tout au plus un peu décolorée, tandis que la seconde était complétement métamorphosée, d'un blanc-jaunâtre, et avait un aspect butyreux et même sanieux. L'état des parties voisines avait évidemment exercé une grande influence sur celui du thrombus. Une violente inflammation s'étant propagée dans les membranes des artères et dans le parenchyme pulmonaire environnant, surtout dans la direction périphérique de l'artère, avait réagi ensuite sur le contenu de cette dernière et déterminé notamment sa décomposition en un liquide sanieux qui, peut-être, ne se serait point produit sans cela. Nous avons trouvé, en effet, dans l'expérience X, en avant des fragments de moelle du sureau, un caillot solide, d'un rouge pâle, un peu adhérent et flétri, et derrière lui le corps obturateur demi-solide, d'un blanc-jaunâtre, en train de se désagréger, de consistance et d'aspect sébacés.

En ce qui concerne les conditions qui se présentent chez l'homme, il m'a paru d'une importance toute particulière de rechercher si du *sang mélangé* n'exerçait point d'influence sur la formation et la métamorphose des thrombi, et j'entrepris alors l'expérience suivante.

Exp. XXX. — Le 16 août 1846, à dix heures du matin, on mit à nu la jugulaire d'un grand chien très fort et extrêmement vorace, dont une observation de plusieurs jours nous avait démontré la parfaite santé, et nous lui tirâmes 2 onces 1/2 de sang. Ce sang se coagula fortement et donna un gros caillot solide et peu de sérum. On introduisit ensuite un gros morceau de caoutchouc et on ferma la plaie. Puis l'artère crurale gauche fut mise à nu dans le creux inguinal, liée en haut, et par une ouverture faite à sa partie inférieure, on injecta peu à peu, dans la direction de la périphérie, environ 4 onces d'un sérum sanguin frais, à la température ordinaire, qui provenait d'une saignée faite peu de temps auparavant à un homme atteint d'un rhumatisme aigu. L'artère fut liée ensuite, et on ferma la plaie. Le lendemain, œdème très considérable et extrêmement douloureux de l'extrémité postérieure gauche. L'animal, qui du reste est bien éveillé, porte la jambe extrêmement élevée et ne marche que sur trois pattes. La peau de la patte est très chaude. Les artères furent alors défaites, il s'écoula une grande grande quantité d'un liquide sanguin, d'une coloration un peu louche, mêlé à beaucoup de vésicules de gaz; la plaie est nettoyée le mieux possible. La veine crurale est ensuite mise à nu dans le creux inguinal de l'autre côté, et après avoir retiré trois onces de sang, on injecta dans la direction du cœur une égale quantité de sérum humain frais, à la température ordinaire. Le sang retiré de la veine était notablement plus aqueux que précédemment et formait un caillot beaucoup plus petit. Pendant l'opération, nous n'avions constaté aucun symptôme défavorable, et l'auscultation du cœur n'en présenta point non plus. Les jours suivants, l'animal eut toujours un air très souffrant, et la jambe gauche demeura chaude et douloureuse. Mort le 19 août.

Autopsie le 20, à onze heures du matin : La plaie du cou était dans un très bon état et régulièrement réunie ; les ligatures étaient encore en place et la veine contenait un petit thrombus. Dans la veine crurale, caillot plus considérable du côté de la périphérie que du côté du cœur, long de 1/8 de centimètre, s'étendant jusqu'à la valvule la plus proche. Dans la partie supérieure de l'artère crurale un très petit thrombus. La partie inférieure est vide, rétractée. Les tissus les plus divers de la jambe (tissu cellulaire sous-cutané, muscles, etc.) sont solides, d'un blanc jaunâtre, infiltrés d'exsudat et présentant des collections purulentes. Le cœur et les gros troncs vasculaires sont très distendus par une masse considérable de sang qui a formé une masse couenneuse très épaisse, assez solide, mais renfermant cependant beaucoup de sérum ; dans la masse couenneuse existent une très grande quantité de globules blancs du sang, qui presque tous possèdent un seul gros noyau, rond et granuleux, autour duquel se trouve un contenu un peu granuleux dans la cellule dont la membrane soulevée a la forme d'une grosse vésicule ; la plèvre et les poumons sont sains à l'extérieur. Le morceau de caoutchouc, décoloré, se trouvait dans le lobe inférieur, précisément au premier point de division de la branche qui y pénétrait. En avant et autour de lui ne se trouvait point de caillot, mais seulement une petite quantité d'un liquide visqueux, onctueux, ayant la consistance d'une bouillie, louche, d'un gris-rougeâtre, qui, au microscope, présentait une masse de noyau considérable renfermant aussi beaucoup de granulations et des cellules avec ou sans noyaux et à bords mal limités. Derrière le corps obturateur était situé un caillot de bonne apparence, solide, légèrement décoloré et adhérent. Le vaisseau était fortement dilaté en ce point, les parois un peu épaissies, la membrane interne légèrement opaque, un peu tuméfiée ; l'externe, d'aspect louche et rigide. Dans le tissu conjonctif voisin et dans le parenchyme pulmonaire environnant, un peu de liquide sanieux. Les autres organes sont normaux.

Cette expérience montre quelle influence énorme la composition du sang exerce sur l'état et les modifications du thrombus. A l'époque où le morceau de caoutchouc fut introduit, le chien n'avait éprouvé qu'une légère perte de sang. Le sang qui se trouvait derrière le corps obturateur, entre lui et la périphérie, avait donc encore la composition première. Il renfermait, si l'on en juge par le sang de la saignée, une grande quantité de fibrine et de globules. Et en effet, derrière le corps obturateur se trouvait un caillot solide, adhérent, déjà légèrement décoloré. Le reste du sang, au contraire, fut profondément modifié par l'injection du sérum, et se montra le lendemain beaucoup plus aqueux et plus pauvre en globules et vraisemblablement aussi en fibrine. La nouvelle injection de sérum dut modifier encore plus la composition du sang, et, bien qu'à l'autopsie on ait trouvé un grosse masse de sang couenneux, cependant la couenne était très œdémateuse, et le sang, dans sa totalité, était évidemment devenu plus hydrémique. Aussi en avant et à côté du morceau de caoutchouc n'existait-il point de caillot solide, mais une masse pulpeuse, grise, un détritus. Dans la gaîne du vaisseau, et dans le parenchyme pulmonaire environnant, où les fragments de caoutchouc ne déterminent ordinairement qu'une inflammation extrêmement légère, il s'était fait une infiltration d'un liquide sanieux.

La composition du thrombus qui se forme autour du corps obturateur introduit est donc d'une certaine importance pour la transformation ultérieure de ce dernier et pour les modifications du parenchyme environnant. Mais il ne faut pas oublier non plus que la nature du corps obturateur introduit exerce une influence beaucoup plus grande, aussi bien sur la métamorphose même du thrombus que sur les altérations qu'éprouve le parenchyme pulmonaire. En général, il y a une relation assez constante entre l'état du thrombus et celui du parenchyme. Si le premier s'organise, l'inflammation du vaisseau et du parenchyme voisin reste assez faible et se résout promptement; s'il se désagrége, elle revêt un caractère malin et produit la mortification du tissu. Mais quand on rencontre ce caractère, il ne faudrait pas en conclure qu'il a été nécessairement amené par l'état du thrombus, car une pneumonie primitive, de nature gangréneuse, peut déterminer la désagrégation d'un thrombus qui, sans son influence, n'aurait point subi cette transformation. C'est ce que démontrent bien les expériences faites avec la moelle de sureau, dans lesquelles l'action mécanique et traumatique des corps obturateurs détermine des pneumonies malignes et les modifications d'une partie du thrombus demeurent très insignifiantes (exp. XI et XII). Nous avons même vu dans un cas la pneumonie prendre ensuite une marche plus favorable, mais nous ne pûmes compléter l'observation, l'animal s'étant enfui treize jours après l'introduction des morceaux de moelle de sureau. Nous observâmes un résultat tout opposé dans une expérience que M. le docteur Friedreich fit avec des morceaux de caoutchouc. L'animal fut atteint d'une pneumonie très grave, et lorsque nous fîmes l'autopsie, nous trouvâmes, au pourtour du point où le morceau de caoutchouc s'était arrêté, de la suppuration et une perforation de l'artère pulmonaire et d'une bronche par laquelle le morceau de caoutchouc avait été évidemment expectoré. La communication qui existait entre la bronche et l'artère était encore largement ouverte, mais il ne s'était point produit d'hémorrhagie, parce que le thrombus qui s'était formé en avant et en arrière du corps obturateur, avait complétement isolé la cavité purulente. Il résulte donc de tout cela que ce n'est pas la composition du thrombus, c'est-à-dire du caillot qui se forme autour du corps obturateur introduit, mais la nature même de ce corps obturateur qui exerce la plus grande influence sur la marche ultérieure des altérations.

Dans les opinions anciennes, on explique ordinairement la chose en admettant que l'oblitération du vaisseau et l'interruption du courant sanguin qui en est la conséquence sont le fait capital, et il y a surtout fort longtemps qu'on a fait cette hypothèse, que la gangrène pulmonaire devait être le résultat de cette oblitération. Nous avons certainement observé, dans nos expériences, toutes les formes possibles de la gangrène pulmonaire, la suppuration par suite de mortification, le ramollissement de l'exsudation, la transformation en un pus sanieux, la mortification de la plèvre, la pleurésie septique, et même deux fois le pneumo-thorax; mais nous pouvons affirmer avec certitude que ce n'était pas l'interruption du courant sanguin qui produisait ces formes malignes d'inflammation, mais l'influence excitante directement exercée par le corps contenu dans la lumière du vaisseau. Nous avons, avec le caoutchouc, déterminé des interruptions du courant sanguin, aussi complètes que possible, et nous n'avons vu se produire ni gangrène, ni atrophie du parenchyme, bien que nous ayons observé les animaux pendant des semaines et des mois. Ainsi que je l'ai déjà montré plus haut, ce résultat s'explique par ceci, que ce n'est pas l'artère pulmonaire qui est chargée de pourvoir à la nutrition du poumon, mais les artères bronchiques, et il est certainement très caractéristique que des inflammations exsudatives, même d'une grande étendue, qui supposent cependant l'existence d'un courant sanguin, puissent se développer dans le poumon, alors même que le courant y est interrompu.

En ce qui concerne l'application de nos expériences aux conditions qui se présentent chez l'homme, il existe certainement une lacune dans nos résultats. Dans l'organisme humain, les oblitérations sont presque exclusivement produites par des fragments de thrombus qui se détachent. Une seule fois, chez une personne qui avait de nombreuses phlébolites dans le plexus du petit bassin, j'ai trouvé enclavée, dans une des bronches de l'artère pulmonaire, une d'entre elles, qui ne s'y trouvait probablement qu'à la suite d'un déplacement. Du reste, les thrombus enclavés ne produisent ordinairement chez l'homme aucune altération locale considérable; mais ils s'organisent en subissant une réduction notable de volume, accompagnée d'ordinaire d'une formation abondante de pigment. Il eût donc été très désirable de reproduire les mêmes résultats sur les animaux. Mais je n'en ai pu obtenir un qui soit analogue que dans l'exp. II. Ce défaut de concordance des résultats s'explique, du reste, facilement par la nature des corps introduits. J'étais obligé ou de prendre sur des cadavres humains des thrombi veineux qui, naturellement, étaient déjà un peu modifiés, ou de me servir des fragments du caillot d'une saignée qui étaient restés plus ou moins longtemps exposés au contact de l'air. Il y eut donc toujours un élément étranger introduit dans les expériences. J'ai bien essayé de produire sur les animaux des coagulations dans leurs veines mêmes, et de les déplacer ensuite; mais je rencontrai de si grandes difficultés, que je n'obtins aucun résultat satisfaisant. Ce qui diminue toutefois l'importance de cette lacune, c'est que les recherches de l'anatomie pathologique ont eu bien assez souvent l'occasion de reconnaître et d'établir ces conditions chez l'homme, et que, d'un autre côté, les expériences avec le caoutchouc la compensent largement. Il faut seulement faire abstraction, dans ces dernières, de l'excitation mécanique un peu plus grande que produisent nécessairement les morceaux de caoutchouc par leurs légères aspérités, et peut-être aussi par une légère action chimique, et qui s'exprime par le développement d'une légère inflammation des tissus voisins. Cette excitation manque presque complétement, quand, au lieu de fragments de caoutchouc, ce sont des thrombi humains qui obturent les veines. Ainsi s'explique la plus grande innocuité, même locale, de la plupart des oblitérations.

FIN.

Paris. — Typographie Félix Malteste et Ce, rue des Deux-Portes-St-Sauveur, 22.

www.ingramcontent.com/pod-product-compliance
Ingram Content Group UK Ltd.
Pitfield, Milton Keynes, MK11 3LW, UK
UKHW021312190726
13839UKWH00007B/1192